家庭医生 医学科普系列丛书

高血压

看名医

广东省医学会、《中国家庭医生》杂志社
组织编写

主　编：董吁钢
副主编：吴丽专

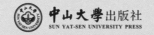
中山大学出版社
SUN YAT-SEN UNIVERSITY PRESS

图书在版编目（CIP）数据

高血压看名医 / 董吁钢主编；吴丽专副主编 . —广州：中山大学出版社，2016.12
（《中国家庭医生》医学科普系列丛书）
ISBN 978-7-306-05925-3

Ⅰ. ①高… Ⅱ. ①董… ②吴… Ⅲ. ① 高血压—防治 Ⅳ. ① R544.1

中国版本图书馆 CIP 数据核字 （2016）第 307302 号

GAOXUEYA KAN MINGYI

~~~~~~

出 版 人：徐　劲
责任编辑：谢贞静
特邀编辑：谢寒芳
封面摄影：肖艳辉
封面设计：陈　媛
装帧设计：陈　媛
责任校对：邓子华
出版发行：中山大学出版社
电　　话：编辑部 020 - 84110283，84111996，84111997，84113349
　　　　　发行部 020 - 84111998，84111981，84111160
地　　址：广州市新港西路 135 号
邮　　编：510275　　传真：020 - 84036565
网　　址：http: //www. zsup. com. cn　　E-mail: zdcbs@mail. sysu. edu. cn
印 刷 者：佛山市浩文彩色印刷有限公司
规　　格：170mm×210mm　　1/24　　7.5 印张　　150 千字
版次印次：2016 年 12 月第 1 版　　2016 年 12 月第 1 次印刷
印　　数：1 ~ 3000 册　　　　定　价：28.00 元

~~~~~~

如发现本书因印装质量影响阅读，请与出版社发行部联系调换

家庭医生医学科普系列丛书编委会

主任：

姚志彬

编委（按姓氏笔画排序）：

马　骏	王省良	王深明	邓伟民	田军章	兰　平	朱　宏
朱家勇	伍　卫	庄　建	刘　坚	刘世明	苏焕群	李文源
李国营	吴书林	何建行	余艳红	邹　旭	汪建平	沈慧勇
宋儒亮	张国君	陈　德	陈规划	陈旻湖	陈荣昌	陈敏生
罗乐宣	金大地	郑衍平	赵　斌	侯金林	夏慧敏	黄　力
曹　杰	梁长虹	曾其毅	曾益新	谢灿茂	管向东	

序

姚志彬 | 广东省政协副主席
　　　　广东省医学会会长

健康是人生的最根本大事。

没有健康就没有小康，健康中国，已经成为国家战略。

2015 年李克强总理的政府工作报告和党的十八届五中全会都对健康中国建设进行了部署和强调。

随着近年工业化、城镇化和人口老龄化进程加快，健康成为人们最关注的问题之一，而慢性病成为人民健康的头号"公敌"，越来越多的人受其困扰。

国家卫生和计划生育委员会披露：目前中国已确诊的慢性病患者近 3 亿人。这就意味着，在拥有超过 13 亿人口的中国，几乎家家有慢性病患者。如此庞大的群体，如此难题，是医疗机构不能承受之重。

慢性病，一般起病隐匿，积累成疾，一旦罹患，病情迁延不愈。应对慢性病，除求医问药外，更需要患者从日常膳食、运动方式入手，坚持规范治疗、自我监测、身心调理。这在客观上需要患者及其家属、需要全社会更多地了解慢性病，掌握相关知识，树立科学态度，配合医生治疗，自救与他救相结合。

然而，真实的情况并不乐观。2013 年中国居民健康素养调查结果显示，我国居民的健康素养总体水平远低于发达国家，尤其缺乏慢性病的防治知识。因此，加强慢性病防治知识的普及工作，刻不容缓。

与此同时，随着互联网、微信、微博等传播方式的增加，健康舆论市场沸沸扬扬、泥沙俱下，充斥着大量似是而非的医学信息，伪科普、伪养生大行其道。人们亟待权威的声音，拨乱反正，澄讹传之误，解健康之惑，祛疾患之忧。

因此，家庭医生医学科普系列丛书应时而出。

该丛书由广东省医学会与《中国家庭医生》杂志社组织编写。内容涵盖人们普遍关注的诸多慢性病病种，一病一册，图文并茂，通俗易懂，有的放矢，未病先防，已病防变，愈后防复发。

本系列丛书，每一册的主编皆为岭南名医，都是在其各自领域临床一线专研精深、经验丰富的知名教授。他们中，有中华医学会专科分会主任委员，有国家重点学科学术带头人，有中央保健专家。名医讲病，倾其多年经验，诊治心要尤为难得，读其书如同延请名医得其指点。名医一号难求，该丛书的编写，补此缺憾，以惠及更多病患。

广东省医学会汇集了一大批知名专家教授。《中国家庭医生》杂志社在医学科普领域成就斐然，月发行量连续30年过百万册，在全国健康类媒体中首屈一指，获得包括国家期刊奖、新中国60年有影响力的期刊奖、中国出版政府奖等众多国家级大奖。

名医名刊联手，致力于大众健康事业，幸甚！

2016年4月

前 言

董吁钢 | 中山大学附属第一医院心血管内科主任医师、
博士研究生导师
广东省医学会心血管病分会副主任委员兼高血
压学组组长
广东省医师协会心内科医师分会主任委员

中国是一个高血压高发国。

据统计,我国目前约有 2 亿高血压患者,其中有 1.4
亿人根本不知道自己患有高血压,血压得到控制的也只
有不足 0.2 亿人。

换句话说,即每 10 个人中就有 2 个患高血压,10 个
高血压患者中只有 3 个人知道自己得病,仅 1 个人的血压
得到控制。

从来没有量过血压,直至发生脑卒中被送进医院,才
知道自己的血压高得吓人;知道自己血压高,却不在意,
也不治疗,头痛时才随便吃一片药……很多患者,对高血
压不以为然。

实际上,很多人被高血压"温和"的外表所蒙骗。因
为大部分高血压患者,尤其是轻度高血压,他们除了测血
压时发现比正常值高以外,可以没有任何不适的感觉。

可是,高血压的危害不在于血压的数值,而在于它是
一把"钝刀子","杀人"于无声中。

长期血压增高会带来这些并发症:对心脏的影响首
当其冲,是公认的冠心病头号危险因素;高血压也是脑卒

中的高危因素，不仅可导致脑动脉硬化、脑血栓形成，血压异常增高也可引起脑出血；在我国，高血压还是尿毒症的最主要原因之一；高血压还会引起眼动脉硬化，甚至出现眼底改变。

因此，高血压治疗，最终目标是保护脑、心、肾。

遗憾的是，大众对此没有足够的重视。据统计，我国每年有 300 万人死于心脑血管病；其中，超过 70% 的脑卒中与高血压有关，50%~60% 的死亡与高血压有关。

这些悲剧本可避免。因为只要控制好血压，保持血压平稳，就可以减少并发症的发生。

高血压作为慢性病，与患者治疗的依从性、生活方式密切相关。因此，患者在寻求专业指导与治疗之外，也应努力学会自我管理。本书力求文字通俗简洁、图文结合，普及高血压的防治知识，引导患者正确面对高血压，掌握高血压的自我管理知识。

我真诚地希望每个高血压患者能通过改变生活方式、药物治疗及其他手段，长期控制好血压，将高血压对身体的伤害减少到最低，与高血压和谐共处，快乐生活！

感谢所有为此书付出努力的伙伴们！

目录 CONTENTS

基础篇　慧眼识病

目录 CONTENTS

✉ 经典答疑

3

目录 CONTENTS

目录 CONTENTS

名医访谈

给三种高血压病友提个醒

采访：《中国家庭医生》杂志社
受访：董吁钢（中山大学附属第一医院心血管内科主任医师、一级主任医师、教授、博士研究生导师，广东省医学会心血管病分会副主任委员兼高血压学组组长，广东省医师协会心内科医师分会主任委员，"中山大学名医"）

　　作为"中山大学名医"、一级主任医师，学术上也拥有无数头衔，董教授却一直强调自己每天做的事很平凡，就是"治病"，"能治好病人的病"，就是他最开心最自豪的事。

快时代的"慢郎中"

　　董教授的门诊从上午8点开始，全部看完差不多是下午两三点，期间常顾不上吃饭喝水上厕所。

　　除了人数多，看病慢也是让他总是迟迟收摊的重要原因。

　　"速度加快一点不行吗？"记者问。董教授摇摇头。

　　"如果一个病人三五分钟就被打发走。他应该感到高兴。"他笑说，"这说明他病情控制得很好，没什么大问题。"

　　但更多的高血压病人，还是需要花更多时间。

　　"譬如有些老病人，血压控制不好或者有并发症发生，可能就要换药，或者减药。就得和他说清楚为什么要换，换药后可能出现的各种情况，以及该如何处理。"董教授解释道。

　　"如果是新病人，速度就更是快不起来！"董教授说。若不花时间沟通、了解新病人的病情,就无法制定最适合的治疗方案。

看了三十多年的高血压病,有以下几类高血压人群,董教授特别想提个醒儿。

年轻的人,高血压这把钝刀可能正插在你身上

在我国,每 10 个人中就有 2 个患高血压,按理说,这是个家喻户晓的疾病。事实上,10 个高血压病人中,只有 3 个人知道自己患病。特别是中青年人,更不会留意自己的血压情况。

但在董教授的门诊中,30 多岁就患上原发性高血压的并不少,而且,近年还有明显的上升趋势。

创业潮下,更多青年人在搏命工作,熬夜、紧张、压力大,继之用烟酒暴食减压,缺乏运动导致体重超标。而这些行为,统统都是高血压明确的危险因素。

你没有察觉,只是因为身体尚且年轻,代偿能力好、血管弹性佳,血压高一些暂时也不会引起明显不适。

但高血压是一把钝刀子,它不会马上对人体造成什么伤害,但十几年甚或只是几年过后,它就在心、脑、肾等器官留下印记,心肌梗死、中风、高血压肾病等难以避免地接踵而至。

对此,董教授建议:年轻人至少要每年检查一次血压。发现血压有异常的,要多测几次。

而 50 岁以上的人群,要每半年测一次血压。有高血压家族史的人群,就更要从年轻时开始关注自己的血压。

不愿吃药的和只顾吃药的人

这是董教授在门诊中发现的两种不好倾向。

高血压的确是个生活方式病。"那我多注意点生活就好了吧"。这是第一种倾向,他们抗拒吃药,只想通过调整生活方式来降压。因

为他们害怕一旦吃药，一辈子也停不下。

"轻度高血压，且没有头晕等不适症状，可以先调整生活方式。"董教授说。

轻度高血压是指收缩压在 140 ～ 159 毫米汞柱，和(或)舒张压在 90 ～ 99 毫米汞柱之间。调整生活方式，也不仅是多跑步少吃肉，还包括立即戒烟、限盐、限酒、减肥等。

若检测血压发现效果好，坚持下去就好；若持续 3 个月，血压仍然未能降至 140/90 毫米汞柱以下，就必须进行药物治疗，不能犹豫。

而对于发现时血压就达 160/100 毫米汞柱以上，或已出现头晕不适症状的病人，应立即进行药物治疗，没得商量。

另一种不好的倾向是，光想着用药来降压。

这些病人，积极看医生，按时按量服药，但血压并不达标。细问才知道，原来是肉照吃，烟照吸，酒照喝。

所以，当你为各种药物控制血压不理想而烦恼时，你不如反思一下，自己的生活方式是否存在一些需要改善之处？比如：

是不是 "盐值" 很高？是不是体重超标？是不是还不忌烟酒？是不是压力很大？是不是久坐不动？

随意减药、停药、换药的人

"不要擅自减药、停药、换药"，是董教授每天对不同病人说的同样的话。

降压治疗过程的确需要不断调整药物和方案，但这是个技术活。

私自减量、停药和换药，致使血压大幅波动，血压控制不理想，更容易导致心脑血管意外的发生。在门诊，董教授也看到太多因此而付出代价的病人，让人无比叹息。

"任何减药、停药、换药的行为，都要在专科医生的指导下进行。"董教授强调。

自测题

1. 血压值达到（　）以上，就可以诊断为高血压

   A. 收缩压 ≥ 150 毫米汞柱、和（或）舒张压 ≥ 100 毫米汞柱

   B. 收缩压 ≥ 120 毫米汞柱、和（或）舒张压 ≤ 80 毫米汞柱

   C. 收缩压 ≥ 140 毫米汞柱、和（或）舒张压 ≥ 90 毫米汞柱

2. 高血压患者每日摄取的盐应该控制在（　）才算健康

   A. 10 克以内

   B. 8 克以内

   C. 6 克以内

3. 人体血压一般在下列哪个时间段最高（　）

   A. 凌晨 2:00~4:00

   B. 上午 6:00~10:00

   C. 下午 4:00~6:00

4. 高血压最严重的并发症是（　）？

   A. 膀胱癌、乳腺癌

   B. 脑中风、冠心病

   C. 痛风、肺心病

5. 下列关于高血压患者运动的说法哪一项是不正确的？（　）

   A. 运动之前应当做十几分钟的伸展活动

   B. 所有的高血压患者都适宜运动

   C. 在运动中如有任何不适，请立即停止运动

6. 对高血压患者的描述,下面哪种说法正确?（ ）

　　A. 一定会有头晕、头痛等不适

　　B. 可以没有任何不适表现

　　C. 以往血压正常,就不会有高血压

7. 预防高血压病应该（ ）?

　　A. 不与高血压病人接触

　　B. 合理膳食、适量运动、戒烟限酒、心理平衡

　　C. 多食补品

8. 您认为下列食物每天摄入量的排序,哪个更合理?（ ）

　　A. 谷类＞蔬菜、水果＞肉蛋奶类＞油脂

　　B. 蔬菜、水＞谷类果＞肉蛋奶类＞油脂

　　C. 肉蛋奶类＞蔬菜．水果＞谷类＞油脂

9. 为何要重视家庭自测血压,下面说法错误的是（ ）。

　　A. 诊室血压只能体现当时血压值,不能反映患者日常的血压状况

　　B. 有些患者平时血压正常,一到医院血压就升高

　　C. 每天都吃降压药,可以不用家庭自测血压

10. 家庭高血压急症一时不能送医院,下列哪种急救方法错误?（ ）

　　A. 拨打 120 急救电话

　　B. 心痛定 1 ～ 2 片舌下含服

　　C. 背在背上往医院跑

5

参考答案:

1.C　2.C　3.B　4.B　5.B

6.B　7.B　8.A　9.C　10.C

血压趣闻

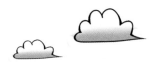

地球上，
谁的血压最高

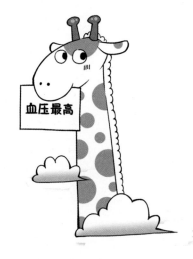

血压最高

今天，高血压是如此的普遍。据统计，中国至少有 2 亿高血压患者，这是一个让人咋舌的数字吧？

虽说有那么多人患高血压，不过，话说回来，在地球上，人类的血压其实并不是最高的。那么，你知道在我们这个星球上，谁的血压最高吗？

嘿嘿！地球上，血压最高的生物，可是个庞然大物——长颈鹿。

其实，长颈鹿先生之所以获得血压最高的桂冠，和它高达 5~6 米的身高是密不可分的。

长颈鹿的血压，可是人类正常成年人血压的 3 倍。

要知道，如果没有那么高的血压，来自心脏的血液，可就无法通过长颈鹿长达 3~4 米的脖子射往"高高在上"的大脑，那么长颈鹿先生可就会因为大脑得不到有效的血液供应，从而出现头晕、眼花、无法站立，甚至脑袋发蒙等情况，更别提在广阔的草原上自由奔跑呢！

疯狂的第一次：
切开血管测压

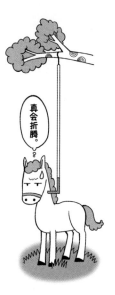

话说回来，今天我们几乎人人都听过"高血压"这个词，但是，你知道是谁最早提出了这个概念吗？《剑桥人类疾病史》认为，这一艰难而又激动人心的历程是由中国人开启的。大约2000多年前，我们的老祖宗写的《黄帝内经》里，描述脉搏"盛而坚曰胀"，就这五个字，被有些学者认为是世界上最早关于高血压的记载。

然而，人类真正认识到血压这一生理现象，是从威廉·哈维（William Harvey，1578—1657年）开始的。他发表的划时代的论血液循环的著作，是生理学的里程碑。他注意到，当动脉被割破时，血液就像被压力驱动那样喷涌而出，通过触摸脉搏的跳动，就会感觉到血压。

不过，哈维先生只是提出了"血压"的概念，但他并没有提出任何证据证实血压存在，或是测量血压的办法。第一次对动物进行血压测量，是血液循环学说出现一百多年以后的事了。1733年，英国皇家学会斯蒂芬·黑尔斯（Stephen Hales）首次测量了动物的血压。

他用一根尖细的铜管插入马的颈动脉中，并将铜管接到一根玻璃管上，马儿的鲜血立刻涌入玻璃管内，高达8.3英尺（270厘米）。黑尔斯还发现，这个血柱的高度会随着马儿心脏的跳动而上下波动，心脏收缩时血柱升高，心脏舒张时血柱降低。

科学探索常常始于好奇心，这个有趣的实验揭开了人类测量血压的历史大幕。而这一幕，则被旁边的画家如实记录下来。

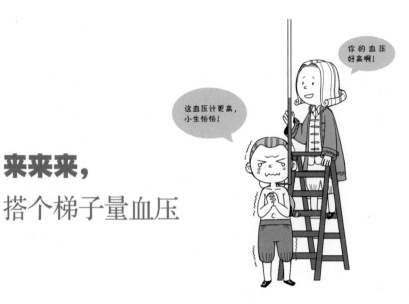

来来来，
搭个梯子量血压

哎呀，这测量血压的第一次，听起来真是既血腥又可怕的。想想看，如果测个血压需要切开动脉，接上玻璃管，眼睁睁看到自己的血液一下子飙到1米多高，估计谁都不愿意测血压了！

因此，在彪悍的切开式血压测量法出现之后的100多年里，根本就没有人接受过血压测量。但是，这个方法第一次让人们直观地认识到，血压不是虚无的概念，而是一种实在的生理现象，这也开启了人类对高血压这一疾病的认识。

其实，即便有人愿意接受这种血腥的测量，可以想象，当玻璃管接到人体的动脉里，血液必定在一瞬间飙到1米多高。那么，测量者首先要准备好足够长的玻璃管，还要在旁边搭个牢固的梯子，以方便爬上去查看血压的高度。

为了解决这个问题，法国医生普塞利想出了在测量血压的玻璃管内装入水银的方法。由于水银的密度是水的13.6倍，因此这个方法一下子就能将玻璃管的长度缩短至原来的1/14左右。

这下子，测量者就能优哉游哉地坐在椅子上查看血压的刻度了。

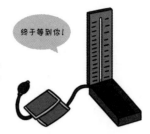

终于等到你！

血压计，160年后才等到你

虽然普塞利先生的脑洞大开，让测量血压的玻璃管大大缩短了。可是，切开动脉测血压，这可不是大家愿意接受的方式。

直到 1896 年，一名叫里瓦罗基(Scipione Riva - Rocci) 的意大利医生，设计了第一个血压计，它有一个能充气的袖带，以及一个用来测袖带气囊里气压的压力表(相当于带水银柱的玻璃管)。

理论上，在气囊充气逐渐加压时，当脉搏刚刚好消失的那一瞬间，所施加的压力就正好等于被检查者的血压(收缩压)。

问题来了，怎样才能知道被检查者的脉搏是在哪个瞬间消失的呢？里瓦罗基的回答是：你盯着水银柱看，啥时候水银柱不随着脉搏跳动了，那个瞬间的压力值就是你的血压。

10 年后，俄国的尼古拉柯洛特医生采用逆向思维：既然袖带压力升高导致脉搏消失的瞬间很难准确观察，何不想办法去捕捉袖带压力降低到血流刚好恢复的那一瞬间呢？

于是，沿用至今的血压测量法出现了：把气囊充气加压到一定程度后再缓慢放气，当听诊器听到"咻"的一声(著名的"柯氏音")，当时的压力读数就是收缩压。

更妙的是，当袖带压力下降至柯氏音消失的瞬间，这时的压力读数，就是之前里氏血压计无法测量的"舒张压"。

听起来挺容易的，对吧？但是，从第一次测血压，到创造出简易可操作的血压计，这一步，人类足足走了 160 多年。

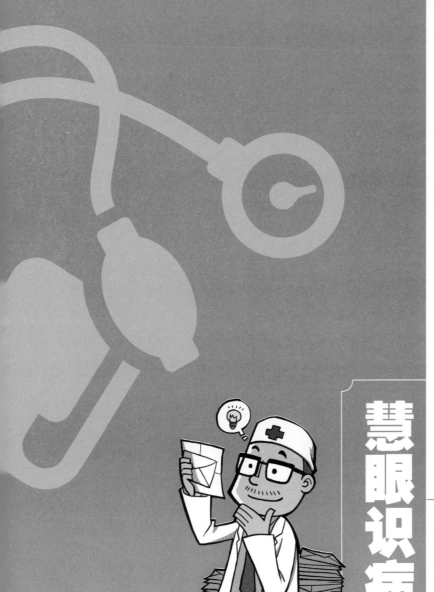

慧眼识病

基础篇

PART 1 ▶
认识血压,记住高血压

没有血压，没有生命

　　血压是血液在血管内流动时,作用于血管壁的压力,就像自来水管,水会对水管壁施加一定的压力一样。它是推动血液在血管内流动的动力。

　　由于血管分动脉、静脉和毛细血管,所以,实际上血压也有动脉血压、静脉血压和毛细血管血压之分。不过,通常我们所说的血压,都是指动脉血压。

　　正常的血压推动血液循环流动,是所有器官组织生命活动的前提。

　　血压在多种因素的调节下,基本在一个正常的范围内波动,既不过分增高,也不过分降低,这样才能保证人体内各组织、器官足够的供血,才能使各个组织器官的功能活动正常进行。

　　长期的血压过低或过高(低血压、高血压),都会对人体的组织器官造成严重后果;血压消失,则是死亡的前兆。

　　这一切,都说明血压有极其重要的意义。

　　在医学上,血压、体温、脉搏和呼吸次数(每分钟)这四项,被认为是评价动物生命活动的重要生理指标,称为生命体征。

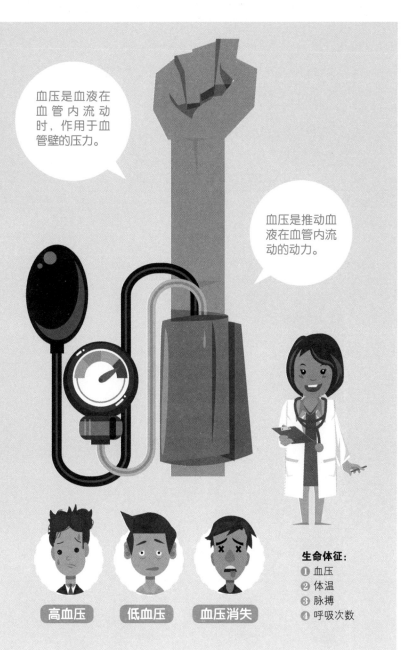

高压之下，血管遭殃

正常人的血压，不是一个固定的数值，而是会在一个范围内波动。测量的时间、环境、被检测者的情绪等，都会对血压的数值产生影响。

动脉血管粥样硬化过程

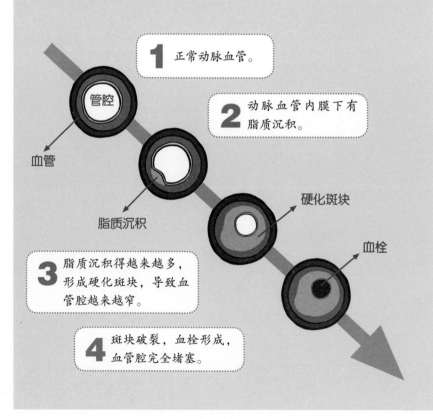

1 正常动脉血管。

2 动脉血管内膜下有脂质沉积。

3 脂质沉积得越来越多，形成硬化斑块，导致血管腔越来越窄。

4 斑块破裂，血栓形成，血管腔完全堵塞。

管腔

血管

脂质沉积

硬化斑块

血栓

通过大样本的调查研究,目前医学界把收缩压超过 140 毫米汞柱,舒张压超过 90 毫米汞柱,定义为高血压。

其实,单纯的血压升高,对人体之危害并不十分严重。但是,**高血压会加速动脉粥样硬化发展的进程,损害心、脑、肾等器官。**

这是因为:

其一,长期高血压,使动脉内膜受损,血中的脂质通过受损的内皮进入管壁内膜,进而形成粥样斑块,斑块的破裂,致使动脉管腔狭窄,导致心肌梗死和脑梗死。

其二,动脉粥样硬化,管壁弹性减弱,变薄,而形成动脉瘤,脑血管动脉瘤破裂引起脑出血。

其三,长期高血压会使肾小球破坏、肾动脉硬化,造成肾实质损害,最终导致肾功能衰竭。

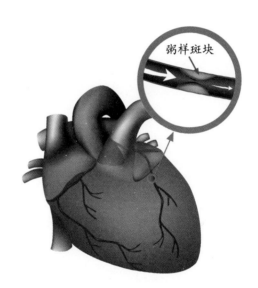

心脏动脉粥样硬化

心脑肾，
最易遭祸害

只要血管存在的地方,高血压都会对其造成一定的影响。

不过,最容易遭受影响的,却是大脑、心脏和肾脏这三个对人体来说非常重要的器官。

高血压的并发症

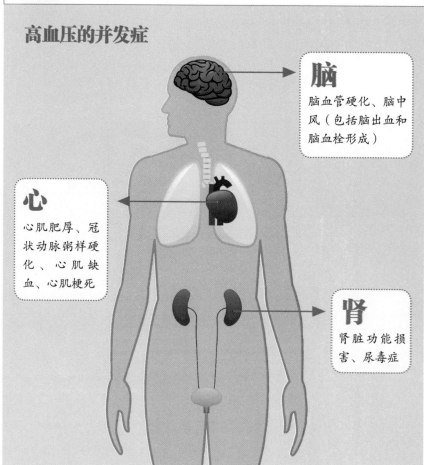

脑
脑血管硬化、脑中风（包括脑出血和脑血栓形成）

心
心肌肥厚、冠状动脉粥样硬化、心肌缺血、心肌梗死

肾
肾脏功能损害、尿毒症

脑

长期持续血压升高，容易导致脑血管硬化，发生脑中风（脑血管血栓形成，或者脑血管破裂出血）。

无论是出血性脑血管病（如脑出血和蛛网膜下腔出血），还是缺血性脑血管病（如脑血栓形成），大约50%~80%的患者，都有不同程度的血压增高，特别是脑出血者，血压升高率高达80%~90%。难怪有人把高血压看作是心脑血管病的"后台老板"。

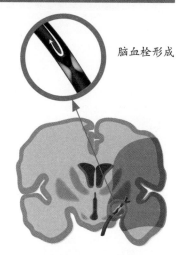

脑血栓形成

缺血性脑血管病

心

对心脏来说，长期高血压，会导致心肌肥厚甚至心力衰竭，冠状动脉粥样硬化，从而导致心肌缺血和心肌梗死。有人做过统计，有高血压的人比血压正常者，冠心病的发病率高5~7倍。在我国，冠心病患者中，60%~80%并发高血压，因此有人把高血压和冠心病称之为"姐妹病"。

肾

高血压还会使肾脏功能损害，甚至发展为尿毒症。肾脏的损害容易被人忽视。在西方国家，因高血压造成的尿毒症患者越来越多。

其实，高血压患者每1~2年就应该检测一次尿蛋白，只要花费20~30元，就可以检查是否有蛋白尿，知道高血压是否造成了肾脏损伤。

巧记数字：90，140，"就是要死了"

别以为高血压没什么大不了的，一旦患有高血压而不积极治疗，就是给身体埋下了发生脑卒中（俗称"脑中风"）、心肌梗死等疾病的"重型炸弹"。

血压的正常界限

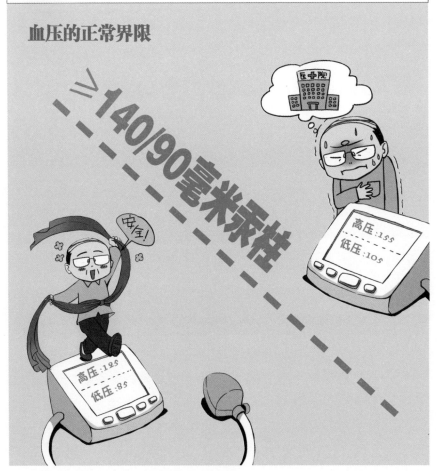

正常的界限

前面我们已经说过,通过大样本的调查研究,医学界发现,当收缩压长时间超过 140 毫米汞柱,舒张压超过 90 毫米汞柱时(医学上写为 ≥ 140/90 毫米汞柱),患者出现其他器官的损害的机率明显增高。

因此,医学界将此阈值作为血压是否正常的界限。

巧妙记数字

很多人总是记不住这两个数字,每次医护人员给他报出来一个血压数值,他都要问一句"正不正常?"

其实,这两个数字还是很容易记住的。

来来来,我们学学怎么巧妙记住这两个数字。舒张压的标准是 90 毫米汞柱(谐音"就是"),收缩压的标准是 140 毫米汞柱(谐音"要死了")。90、140 的谐音连着一起读,等于"就是要死了"。

怎样,好记不?

当然,刚刚出现的高血压,不会真的让人"要死了"。高血压的危害不在一时一刻,而是持久作用于人体,损害了心、脑、肾等重要的器官后,才引起各种严重并发症。

别以为,头晕头痛才有高血压

不说也许你不知道,光是我国,就有 2 亿的高血压患者。这是一个什么概念呢?

70% 的人不知道自己有高血压

我国有十多亿人口,其中有超过 2 亿的高血压患者,这意味着,每 5 个成年人中,至少有 1 个是高血压。

只不过,将近 70% 的人都以为自己血压很正常,不知道自己已经患了高血压,只是体检或发生并发症时才被发现。

那么,为什么大多数人不知道自己有高血压?

因为很多人,尤其是中青年人,平时根本没有留意自己的血压情况,认为高血压是老年人患的病,与自己无关。

事实上,现在高血压的发病年龄已趋向年轻化,不少人 30 多岁就患有原发性高血压。

血压超高也可不头晕头痛

还有一个很重要的原因,就是只有部分高血压患者会有头晕、头痛、头胀、耳鸣、眼花,脑袋发蒙等症状,并不是每一个有高血压的人,都那么"幸运",能出现这些或那些不舒服的症状。

很多人患了高血压,甚至收缩压都已经 180 毫米汞柱了,还是自我感觉非常良好,没有任何不舒服。

之所以能有这么"好"的状况，可能是因为以下两种情况：一是有些人比较粗心，即便有些头晕、头痛，也没有太在意，想着可能是最近没休息好，多睡一下就好了，根本没往血压高那一块去想；二是有些人本身耐受力比较好，能引起别人头痛、头晕的血压值，在他那里，不值一提，没有导致不舒服的"杀伤力"。

年轻和年老都要定期测血压

不管有没有收到高血压的"警示"，如果量出来的血压值偏高，别急着否定哦！休息 5 分钟以后，再检测一下，如果血压值还是这么高，就要好好重视了。要知道，数字是不会骗人的，但是，感觉可是经常会骗人的哦！

所以，健康的年轻人，有必要每年检查一次血压；而 50 岁以上的人群，即使原本没有高血压，也需要每隔半年左右，测量一次血压。

因为，以前没有高血压，真不意味着，现在一定没有。

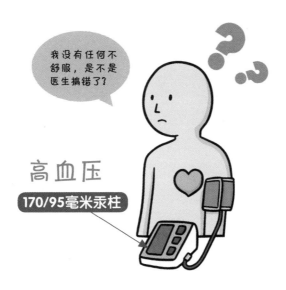

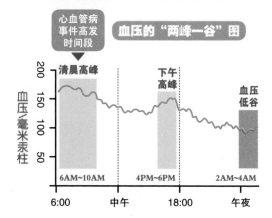

心血管病事件高发时间段

血压的"两峰一谷"图

血压/毫米汞柱

清晨高峰 6AM~10AM

下午高峰 4PM~6PM

血压低谷 2AM~4AM

6:00　中午　18:00　午夜

血压不是
一成不变的

12

人体的血压数值和体重、身高等不同，它不是平稳不变的。

一天中有"两峰一谷"

把人体 24 小时的血压数值连成线来看的话，就能发现它有着"两峰一谷"的现象。两次高峰分别出现在 6:00—10:00 和 16:00—18:00，而且前者高于后者。而"山谷"则在凌晨 2:00—4:00 出现。

总体来说，血压是呈白昼升高、夜间降低的趋势（夜间血压比白天高峰时期低 10％ ~20％ ），这种血压在夜间熟睡过程中较低，而在上午的几个小时中明显升高的现象，被称为"晨峰现象"，这可能与人体的生物节律有关。

高血压患者血压波动更大

对于高血压患者来说，血压的波动会更大。

据调查，约 40％ 的心肌梗死和 29％ 的心脏性猝死，发生在"晨峰"期间，此时脑中风的发生率也是其他时段的 3~4 倍。

血压的"晨峰现象"与主要心血管病事件高发时间段"不谋而合"，提示两者之间有密切的相关性。

因此，控制"晨峰现象"对预防心血管病事件至关重要，须谨防高血压、冠心病和脑动脉粥样硬化等疾病在黎明时分逞凶。

高血压，也有"障眼法"

那么，量出的血压高于 140/90 毫米汞柱，是不是意味着就是患了高血压病？

不是的，高血压其实还有障眼法：量出血压不高，不代表没有高血压病；量出血压高，也不意味着就是高血压。

"白大衣高血压"：平时正常，医院量出血压高

关于测血压这事，有种奇怪现象。有些人在医院门诊测血压时，血压会"蹭"一下蹭得老高，但回到家中，自己测量血压却很正常。这种平时在家里量血压正常，在医院量出来的血压却很高的现象，被形象地称为"白大衣高血压"。

隐匿性高血压：平时血压高，医院量正常

与"白大衣高血压"恰恰相反的是，有些人在门诊测血压时可能并不高，但在家中测量，血压就高出正常标准。这种又被称为"隐匿性高血压"

隐匿性高血压患者几乎占高血压患者的 14% 之多，但往往被忽略和漏诊。

通过家庭血压监测，人们更容易检测到隐匿性高血压，为医生提供临床诊断依据，或及时调整治疗方案，将血压控制在达标水平。

认识血压，记住高血压

家族遗传，不可小觑

由于体质和种族的原因，高血压对东方人的危害要比西方人高 1.5 倍。

也就是说，即使患同样程度的高血压，对东方人来说，发生脑中风、心肌梗死、肾脏损害等的可能性更大。

尽管原发性高血压的病因至今未明，但其发病是有较明显的家族聚集性的。

什么人的高血压患病率高？

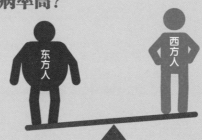

高血压对东方人的危害要比西方人高

1.5倍

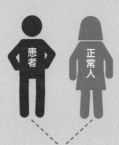

双亲中一方有高血压的人，其高血压的患病率是无家族史者的

1.5倍

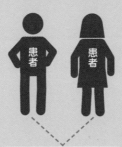

双亲均有高血压者，其患病率是无家族史者的

2～3倍

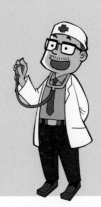

双亲高血压，子女患病率高

有研究发现，双亲均有高血压的人，即使其血压是正常的，其血浆中的去甲肾上腺素、多巴胺(与血压升高有关的两种内分泌物质)的浓度，也明显高于无高血压家族史的同龄对照组。而且那些有家族史的人，日后发生高血压的概率也明显增高。

调查数据显示：双亲中一方有高血压，其高血压的患病率是无家族史者的 1.5 倍；双亲均有高血压者，其患病率是无家族史者的 2 ～ 3 倍。

有家族史，血压较难控制平稳

其实，遗传不仅仅是高血压的发病原因，它还可能是高血压控制不佳的罪魁祸首。

医生在临床工作中观察到，有家族史的青壮年高血压患者，其血压更难达到持续平稳。而且，这些患者日后发生心肌梗死、脑中风、肾损害、眼底出血等靶器官损害的概率也较大。

可以说，家族中有亲人早年死于心脑血管疾病的患者，如不对其高血压进行严格控制，其预后比没有家族史的人要差。

有高血压家族史的人，应该定期检测自己的血压情况。一旦发现血压大于或等于 140/90 毫米汞柱，就要找专科医生进行血压及相关的检查，以利于医生选择正确的治疗方案。

发现血压高，病因要先找

事实上，血压升高只是一种症状，许多疾病都可以引起血压升高。因此，一旦发现血压升高，接下来一定要寻根探源查找原因，因为不同原因引起的高血压，其治疗方法和预后不尽相同。

高血压的类型及其病因

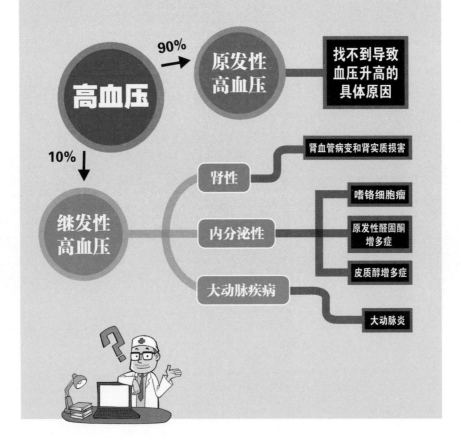

经过检查,能找到引起血压升高的原因的,医学上叫作继发性高血压或症状性高血压;查不到明确原因的,则称原发性高血压。

继发性高血压只占高血压病人的 5 ～ 10％,相当一部分患者经过相应治疗后可以完全治愈。

继发性高血压临床上最常见的原因包括以下方面。

肾性高血压

由肾血管病变和肾实质损害所致,前者较常见的有肾动脉狭窄和肾动脉硬化。B超、CT、放射性核素肾图和肾动脉造影等均有利于作出诊断。

内分泌性高血压

临床上常见的有:①嗜铬细胞瘤。其特点是血压多呈阵发性升高,一天之内血压波动很大,部分患者也可呈持续性血压升高。阵发性高血压发作时,常有心慌、剧烈头痛、头晕、气喘、胸闷、视力模糊、四肢发麻、恶心、呕吐、皮肤苍白、全身出汗和手脚厥冷等症状。②原发性醛固酮增多症。其特点是多饮、多尿、血压升高、四肢发软。患者血液化验常伴有高血钠、低血钾等现象。③皮质醇增多症。其特点是患者有"满月脸"、"水牛肩"的表现,女人除具有上述症状外,还出现长胡须、多毛、肚皮发胖、皮肤变薄等症状。

大动脉疾病

大动脉疾病,如先天性主动脉狭窄或多发性大动脉炎等,可引起继发性高血压的发生。患者往往上肢血压升高,而下肢降低。对老年人来讲,其所患的大动脉疾病多为多发性大动脉炎。

如果再三查找原因均无结果,则要考虑是原发性高血压病。

PART 2 ▶
你可能碰到的阅读障碍

收缩压、舒张压都是什么

　　量过血压的人都知道,血压有两个数值。例如检测记录为"120/70 毫米汞柱",其中 120 毫米汞柱是收缩压、70 毫米汞柱是舒张压。

　　为何血压会有两个读数,收缩压、舒张压又有什么不同?

　　要知道,人体的血液之所以能不停地在体内循环流动,和心脏的收缩泵血有非常密切的关系。

　　◎**收缩压**:当心脏收缩,血液从心脏泵入动脉血管,动脉血压力升高,其最高值被称为收缩压。

　　◎**舒张压**:当心脏舒张,心脏停止射血,动脉血压下降,其最低值被称为舒张压。

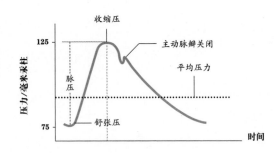

脉压是什么

收缩压和舒张压之间的数值差,就是脉压。比如血压是120/80毫米汞柱,脉压 = 收缩压 − 舒张压 =120-80=40毫米汞柱。

脉压正常值约为40毫米汞柱,如果大于60毫米汞柱,就被认为脉压增大,小于20毫米汞柱则是脉压减小。凡能影响收缩压和舒张压的因素,都可以影响到脉压。

引起脉压过大的常见疾病有主动脉瓣关闭不全、主动脉硬化、甲状腺功能亢进等。老年人由于主动脉及其他大动脉粥样硬化、动脉壁的弹性和伸展性降低,会出现单纯性收缩期高血压,此时舒张压正常,脉压增大。

引起脉压减小的常见疾病有心包大量积液、严重的二尖瓣狭窄、心力衰竭等。

◎脉压过高或过低,都要警惕

一旦发现脉压异常,应该及时到医院查明原因,治疗原发病。例如器质性的主动脉关闭不全,必须依靠心脏手术来解决。发现脉压明显减小时,如经详细检查后,未发现明确病因,可认为属于体质性血压降低(主要指收缩压)。

高血压和高血压病有啥区别

在现实生活中,不少人常把高血压和高血压病混同起来,认为只要发现高血压就是高血压病,或者把高血压病简称为高血压,其实它们是两种不同的概念。

◎**高血压病,是一个具体的病**

高血压病是一种独立的疾病,又称原发性高血压,约占高血压患者的 90％以上,其发病原因目前尚不完全清楚,临床上以动脉血压升高（≥ 140/90 毫米汞柱）为主要特征,但随着病情加重,常常使心、脑、肾等脏器受累,发生功能性或器质性改变,出现高血压性心脏病、心力衰竭、肾功能不全、脑出血等并发症。

◎**高血压,只是一个症状**

高血压只是一个症状,不能算是一种独立的疾病。

许多疾病如急慢性肾炎、肾盂肾炎、甲状腺功能亢进、嗜铬细胞瘤、库欣综合征、原发性醛固酮增多症等,都可能出现血压升高的现象。但由于这种高血压是继发于上述疾病之后,因此,通常被称为继发性高血压或症状性高血压。

高血压脑病是什么

高血压脑病是由于血压急剧升高,而引发的一种严重并发症。正常情况下,脑血管本身具有自动调节脑血流量的功能,血压升高时,脑血管收缩;血压下降时,脑血管扩张,以此保持脑血流量的相对恒定。

◎**血压超出脑调节范围**

当血压突然升高超出其自动调节的范围,脑血管会发生突然扩张,使得脑血管的血流量过度增加,血浆透过血管壁漏进周围脑组织中,造成脑水肿和颅内压升高,出现一系列以中枢神经系统功能障碍为主要表现的临床症状。

◎**出现头痛、恶心呕吐等,及早送院抢救**

高血压脑病的特点是发病急、进展快、病情危重。所以高血压患者,一旦出现如血压显著升高、头痛、烦躁不安、恶心、喷射性呕吐;随着病情进展,患者出现嗜睡、意识模糊、昏迷,以及感觉或肢体运动障碍等等时,家属一定要争分夺秒,及时送患者去医院抢救,否则, 不仅会造成脑组织损伤,还会危及生命。

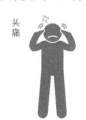
头痛

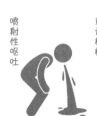
喷射性呕吐

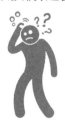
意识模糊

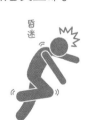
昏迷

高血压脑病的表现

什么是单纯收缩期高血压

老年人高血压往往以收缩压升高(大于等于140毫米汞柱)为主,舒张压不高(小于90毫米汞柱),常表现为单纯收缩期高血压。单纯收缩期高血压多见于老年人,这与老年人多合并动脉硬化、动脉弹性降低和血管僵硬有关。

◎ **主动脉弹性的作用**

心脏收缩时,心脏射血至主动脉,使主动脉血压升高,主动脉被扩张,收缩压不会升得过高;心脏舒张时,心脏停止射血,被扩张的大动脉弹性回缩,使舒张压不致下降过低,并推动血液继续流动。

老年人动脉弹性下降,因此,收缩压升高,舒张压降低,脉压加大,可能发生单纯收缩期高血压。

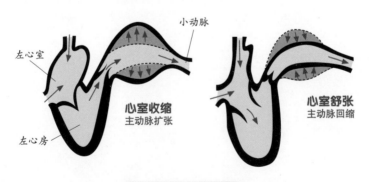

主动脉的弹性作用

原本低血压，将来会高血压吗

　　对低血压的判定，必须达到以下要求：在安静环境下，不同时间内至少测量血压 3 次，每次坐位测肱动脉（手臂）血压 3 次，取其平均值，若收缩压低于 90 毫米汞柱，舒张压低于 60 毫米汞柱，即为低血压。

　　流行病学统计表明：55 ～ 60 岁以前，随着年龄增长，无论收缩压还是舒张压，均有逐年升高的趋势；55 ～ 60 岁以后，收缩压会继续升高，而舒张压却不再升高，且有逐渐下降倾向。这是因为，随着年龄增大，老年人常伴有动脉硬化、血管弹性降低，这些变化将引起收缩压升高和舒张压降低。

　　不过，65 岁以上老年人随着年龄增长，95% 以上即使原来血压正常甚至血压偏低，也会出现高血压。

　　因为随着年龄的增长，老人家吃东西的口味可能会偏咸，从而导致水钠在体内潴留和血压升高，加上生活条件的改善，有可能导致体重增加或肥胖。

　　必须指出，体重增加或肥胖同样可使血压升高。体重每增加 10%，血压平均升高 6.5 毫米汞柱。

手术治高血压靠谱吗

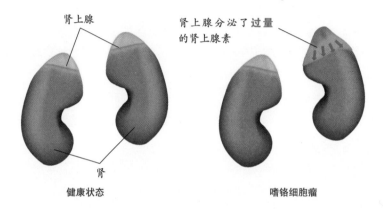

肾上腺

肾上腺分泌了过量
的肾上腺素

肾

健康状态

嗜铬细胞瘤

高血压绝大多数属于原发性高血压,这种高血压无法通过手术治愈。但是继发于其他疾病的高血压(继发性高血压)大部分是可以用外科手术治愈。

这类继发性高血压中,最常见的是嗜铬细胞瘤、原发性醛固酮增多症和肾动脉狭窄。

例如:嗜铬细胞瘤,用外科手术切除肿瘤,高血压也就根治了。原发性醛固酮增多症,手术切除其中的腺瘤,高血压也因此治愈了。肾动脉狭窄,则可用手术方法把狭窄纠正,使肾动脉不狭窄了,肾动脉血流畅通了,高血压也消失了。上述这些继发性高血压,通过外科手术可以治愈。

高血压能治愈吗

　　我们常说的高血压，一般是指原发性高血压，这占所有高血压患者的 90% 以上。原发性高血压的病因不明，只能通过改善生活方式和服用抗高血压药物治疗。不管是药物治疗，还是生活方式的改善，都不是病因治疗，因此只能控制高血压但不能治愈，还需长期治疗。

　　所以，目前医学界仍认为高血压病（原发性高血压）是终生性疾病，是需要终生治疗的。

　　虽然如此，高血压患者也没有必要悲观，合理的治疗，能使血压得到有效的控制，从而减少心脑血管并发症的发生，并明显降低死亡率。

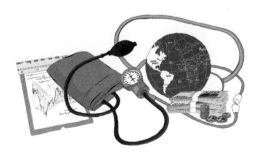

小结

1.血压是评价生命活动的重要生理指标。

2.单纯的血压升高，对人体的危害并不十分严重。

3.但是，长期高血压会祸害脑、心脏和肾脏这三个重要器官。

4.收缩压超过140毫米汞柱，舒张压超过90毫米汞柱者，就是高血压。

5.没有头晕、头痛、头胀等不适，也可能有高血压。

6.血压不是一成不变的，它的数值是在一定范围内波动的。

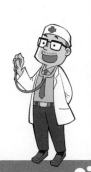

7.高血压分为原发性高血压和继发性高血压。

8.发现高血压，先查查原因。

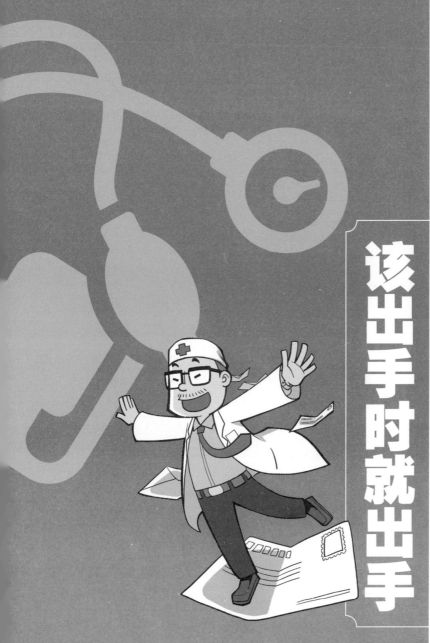

该出手时就出手

治疗篇

PART 1 ▶
高血压的治疗时机

发现血压高，
隔天再测测

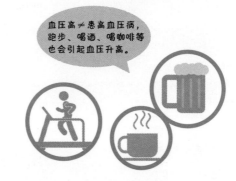

血压高≠患高血压病，跑步、喝酒、喝咖啡等也会引起血压升高。

量出的血压数值偏高，并不意味着就是高血压。

血压高≠患高血压病！

其实，日常生活中，很多因素都会导致人体的血压升高，比如最常见的就是情绪激动、刚运动完等等，如果这时去测血压，包管测一个高一个。

因此，诊断高血压病，有一个重要前提——就是被测量者要在安静的状态下，非同日、3 次测量血压的结果，都是高压（收缩压）大于等于 140 毫米汞柱，和（或）低压（舒张压）大于等于 90 毫米汞柱，才可认为是高血压。

比如体检时发现血压高，应隔天或隔几天，甚至可以一两周后，再测几次。若几次测得的血压均超出正常，则可考虑是高血压；如若测得的血压有时偏高，有时不高，如某次血压（收缩压）达 150 毫米汞柱，但其余几次只是 120 或 130 毫米汞柱，这种情况就不能马上确诊为高血压，应继续观察。

初诊高血压，**手脚要并测**

如果经过好几天的测量，你的血压值都高于正常值(≥ 140/90 毫米汞柱)，那你患高血压病的可能性的确比较大。

这时，就要好好找一下可能导致血压增高的原因了。

两侧手臂都要测

首先就要"全面"测血压——测量双侧上臂的血压，必要时还要测量下肢血压。比起 B 超、磁共振等检查，这可是既方便又经济且重要的检查呢！

正常情况下，人体两条胳膊的血压并非完全一样。一般来说，右臂的血压高于左臂，血压水平相差在 10 毫米汞柱左右。如果两条胳膊的血压差过大，比如差值经常性地超过 15 毫米汞柱，就很可能有一些不正常的情况存在，应当引起注意。

血压差过大，要查血管

两条胳膊血压差过大的患者，大多都有相应部位的血管狭窄，或者闭塞等。由于某侧血管本身的狭窄，这一侧胳膊的血压相应就会降低。

因此，对于初诊的高血压患者(尤其是中青年女性)，无论是医务人员，还是高血压患者自检，一开始最好都能测量两条胳膊的血压，以此为依据，更科学地做出判断，以便及早发现一些隐藏的疾病。

发现高血压，**别急着用药**

　　即便确诊是患了原发性高血压，也不意味着马上要开启"终身服药"的人生。

　　高血压患者，初诊时是否需要马上用药治疗，和其心血管风险分层密切相关。

　　心血管风险分层根据血压水平、心血管危险因素的数量、有无靶器官损害、有无临床并发症和是否患糖尿病，分为低危、中危、高危和极高危四个层次。

其他危险因素和病史	血压／毫米汞柱		
	1级高血压 收缩压 140~159 或 舒张压 90~99	**2级高血压** 收缩压 160~179 或 舒张压 100~109	**3级高血压** 收缩压 ≥ 180 或 舒张压 ≥ 110
无	低危	中危	高危
1~2 个其他危险因素	中危	中危	极高危
≥ 3 个其他危险因素，或靶器官损害	高危	高危	极高危
临床并发症或合并糖尿病	极高危	极高危	极高危

心血管危险因素

男性＞55岁、女性＞65岁；吸烟；总胆固醇＞5.72毫摩尔/升（220毫克/分升）；糖尿病；早发心血管疾病家族史（发病年龄男＜55岁，女＜65岁）；同型半胱胺酸升高；高密度脂蛋白胆固醇降低；低密度脂蛋白胆固醇升高；糖尿病伴微量白蛋白尿；葡萄糖耐量减低；肥胖；以静息为主的生活方式；血浆纤维蛋白原增高；左心室肥厚（心电图、超声心动图或X线检查结果提示）；蛋白尿和/或血浆肌酐浓度轻度升高（1.2~2.0毫克/分升）；超声或X线证实有动脉粥样斑块（颈、髂、股或主动脉）。

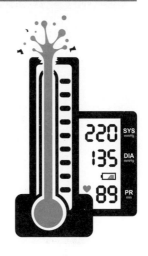

靶器官损害

左心室肥厚：可查心电图或超声心电图判断。

动脉血管：超声或X线证实有动脉粥样斑块（颈、髂、股或主动脉）以及视网膜动脉局灶或广泛狭窄。

肾可测血清肌酐、尿微量的蛋白进行判断。

并发症

心脏疾病（心绞痛、心肌梗死、冠状动脉血运重建术后、心力衰竭）；脑血管疾病（脑出血、缺血性脑中风、短暂性脑缺血发作）；肾脏疾病（糖尿病肾病、血肌酐＞2.0毫克/分升）；血管疾病（主动脉夹层、周围动脉疾病）；高血压视网膜严重病变（出血或渗出，视乳头水肿）；糖尿病。

初诊高血压的治疗流程图

初诊
高血压

↓

评估其他心血管危险因素、靶器官损害及伴有的临床疾患

改善生活方式

高危	中危	低危

高危 → 立即开始药物治疗

中危 → 随访监测血压及其他危险因素1个月

低危 → 随访监测血压及其他危险因素3个月

诊室(或家庭、动态*)多次测量血压

诊室(或家庭、动态*)多次测量血压

收缩压≥140和（或）舒张压≥90毫米汞柱	收缩压<140和舒张压<90毫米汞柱	收缩压≥140和（或）舒张压≥90毫米汞柱	收缩压<140和舒张压<90毫米汞柱
开始药物治疗	继续监测	考虑药物治疗	继续监测

＊家庭血压平均值或动态血压白天平均值比诊室血压低5毫米汞柱，即家庭或动态血压白天135/85毫米汞柱相当于诊室血压的140/90毫米汞柱。

高血压治疗的时机

●轻度高血压,先生活调理

若是轻度的高血压 [收缩压在 140~159 毫米汞柱,和(或)舒张压在 90~99 毫米汞柱],且没有头晕等不适症状,可先尝试至少 3 个月的生活调理,包括立即戒烟、限酒、限盐、减肥、多运动等等。

●肥胖者,先减重

研究表明,肥胖者的体重减轻 10 千克,收缩压可下降 5~20 毫米汞柱;膳食限盐(食盐少于 6 克),收缩压可下降 2~8 毫米汞柱;规律运动和限酒,也可使血压下降。

●高于 160/100 毫米汞柱,可用药

但如果发现时血压已较高,达 160/100 毫米汞柱以上,或已出现头晕、脑涨等不适症状,就应立即用药治疗。

总结:轻度高血压先生活调理是降压的第一步,若降压效果好,患者应坚持下去;若有点效果,但没达到预期目标,未能降至 140/90 毫米汞柱以下,就应服用降压药治疗。

PART 2 ▶
怎样治，才更好

降压药大阅兵

确诊患了高血压病后，自然要考虑"如何治疗最好"这个问题。由于原发性高血压，是找不到导致血压升高的具体原因的，因此没有一劳永逸的方法。目前的治疗方式包含了非药物治疗和药物治疗。

非药物治疗：重点要求患者改变不良的生活方式，其中包括戒烟，嗜酒者控制饮酒量，不熬夜，放慢生活节奏，调整焦虑的心情，适当运动，低盐、低脂饮食，控制体重，等等。

药物治疗：目前，降压药花样繁多。为了方便大家分辨和记忆，我们把国际上公认的一线降压药归结成 "A"、"B"、"C"、"D" 四大类。此外，还有上述药物组成的复方制剂，如复方卡托普利、复方氯沙坦等。

"A、B、C、D" 四种降压药及其复方制剂是目前高血压治疗的首选药物，各有其特点和适应证。但迄今为止，尚无任何一种中药或中成药，其降压疗效和安全性通过严格的临床认证。

降压药的种类

A

"普利"类：即血管紧张素转换酶抑制剂（ACEI），如卡托普利、依那普利等。

"沙坦"类：即血管紧张素受体拮抗剂（ARB），如氯沙坦、缬沙坦等。

D

"利尿"类（diuretics）：如氢氯噻嗪等。

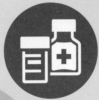

B

"洛尔"类：即β受体阻断药（BB），如普萘洛尔、美托洛尔等。

C

"地平"类：即钙通道阻滞药（CCB），如尼群地平、非洛地平等。

谨记：

　　非药物治疗是基础：不管是否需要服用降压药，都要坚持执行非药物治疗。不要以为吃了降压药，就可以大块吃肉，大碗喝酒。

　　降压药需终身服用：降压药只能控制血压水平，无法根治高血压病。所以患者要终身服药，经常关注降压药的效果及副作用。

降压药大PK

进口药、新药、高价药 VS 国产药、旧药、低价药

很多人认为，药品价格越贵疗效越好，其实是不正确的。药价与药效之间并没有必然的正比关系，药品价格高还与税率、国家政策有很大关系。所以，新药、贵药未必一定好，尤其是一些进口药，在国内使用的病例与老药相比少得多，药物潜在的不良反应也不易发现。而老药临床应用的时间较长，一旦有不良反应，国家就会出台相应的政策，所以一些老药、国产药有可能比新药还要安全些。

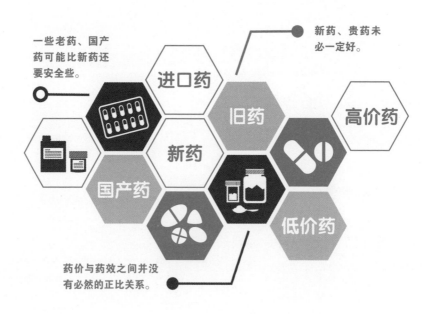

一些老药、国产药可能比新药还要安全些。

新药、贵药未必一定好。

进口药

旧药

高价药

新药

国产药

低价药

药价与药效之间并没有必然的正比关系。

短效 VS 中长效

1. 价格 PK

短效降压药的价格一般较低，便宜的甚至只要几分钱一片，是经济拮据患者的良好选择；中长效降压药价格较贵，为几块钱一片，长期服用有一定的经济压力。

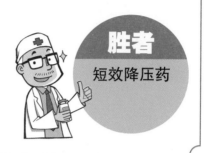

胜者
短效降压药

2. 降压稳定性 PK

短效降压药虽然在短时间内能降低血压，但属于"激情型"，其降压快，失效也快。服药后血压波动较大，不容易维持在稳定水平，有大起大落的现象。

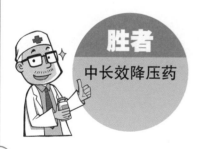

胜者
中长效降压药

中长效降压药的降压速度较慢，属于"慢热型"，能逐渐积累降压效应，一旦达到最佳作用峰值，能使血压维持在稳定的范围内，从而达到平稳降压的效果。

3. 服用方式 PK

短效降压药，每天服用 3 次，比较烦琐，容易遗忘；中长效降压药，每天只需服用 1 ～ 2 次，简单便捷，不易忘记。

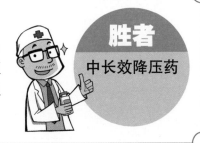

胜者
中长效降压药

4. 不良反应 PK

越来越多的医学研究数据表明，短效降压药的不良反应远远大于中长效的。譬如，短效降压药，如氢氯噻嗪片，有引发高尿酸血症、痛风的危险。

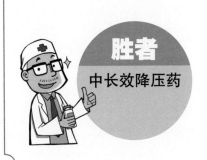

胜者
中长效降压药

中长效降压药是在短效基础上研制而成的，由于生产工艺的改进，不良反应会小很多。如硝苯地平控释片，不但能一天 24 小时平稳降压，而且对脑中风、冠心病等有一定的预防作用。

结果： 综合上面四大 PK 战果，中长效降压药以 3∶1 胜出，仅价格一项败下阵来。可见，一分钱一分货，价高也是有一定道理的。因此，如果经济允许，应尽可能选服中长效降压药。

单药联合 VS 复方制剂

1. 疗效 PK

　　如果只使用一种降压药,就能平稳控制血压,这当然是最好的。但现实情况是,高血压的发病涉及多种机制,而一线降压药往往只能干预其中一种或部分机制。这样一来,单药治疗就难以控制降压,而且当其中一种机制被干预后,其他机制会代偿性活跃,反而可能使血压回升。

　　联合用药可以取长补短,更能令血压达到满意的治疗效果,并使一些不良反应互相抵消。所以,联合用药往往会出现 1+1>2 的结果。在我国,目前超过 60% 的高血压患者需要两种或以上的药物来有效控制血压。

　　经临床验证,国内外高血压专家首推"ACEI+CCB"、"ARB+CCB"、"ACEI+利尿剂"、"ARB+利尿剂"和"CCB+利尿剂"这几个组合,作为联合降压的优化方案。

　　由上述联合降压方案的两种或两种以上的药物成分配比而成的复方药,如氯沙坦钾＋氢氯噻嗪、缬沙坦＋氢氯噻嗪、培哚普利＋吲达帕胺、氨氯地平＋贝那普利等,这些固定剂量复方制剂和联合降压方案一样,不仅优于单药效降压,也有器官保护的作用。

平手
疗效均为
1+1>2

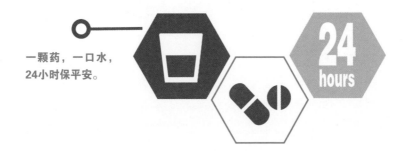

一颗药，一口水，24小时保平安。

2. 服用方式 PK

复方制剂服药方法简便，多数只需每天口服 1 次，每次 1 片，使患者服药的依从性大大提高。我国著名心血管专家胡大一，曾如此描述单片复方降压制剂："一颗药，一口水，24 小时保平安。"

胜者
复方制剂

3. 价格 PK

胜者
复方制剂

固定剂量复方制剂的价格相对便宜，和联合用药相比，是 1+1 < 2。因此，单片复方降压药已经成为降压治疗的一个趋势。

4. 灵活性 PK

　　复方制剂也并非完美无缺,由于在这颗药里面,各个组分是固定的,因此剂量调整就不如常规的联合用药灵活。所以,在降压效果不理想或者需要调整药物剂量时,一定要和医生讲清楚情况,并在医生指导下进行调整。

　　2015 版中国高血压防治指南再次强调了降压药的用药原则:从小剂量开始,优先应用长效制剂、联合用药。

　　结果: 现实生活中,降压药种类繁多,具体选哪种,早晨服还是晚上服,一天服几次,还是需要医生根据患者的实际情况具体指导,并在治疗过程中不断进行调整,此即所谓的个体化治疗。

怎样吃药，最有效

降压药服用时间不对，不仅会影响药效，还可能对患者产生不良后果。

什么时候服药最好

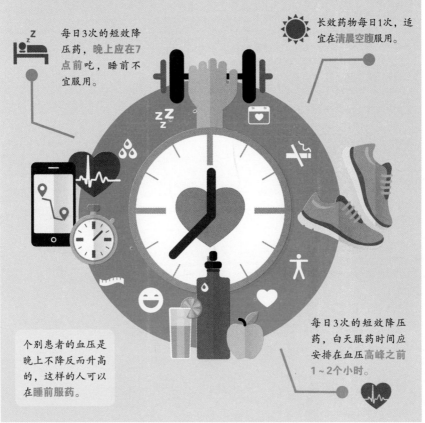

每日3次的短效降压药，晚上应在7点前吃，睡前不宜服用。

长效药物每日1次，适宜在清晨空腹服用。

个别患者的血压是晚上不降反而升高的，这样的人可以在睡前服药。

每日3次的短效降压药，白天服药时间应安排在血压高峰之前1~2个小时。

每天何时服药最好

"降压药,什么时候服用最好?"这个貌似简单的问题,其实并不简单。

想知道什么时候服药最好,首先要了解人体血压变化的生物节律。正常情况下,人们清晨醒来时,血压呈现持续上升趋势,上午6—10时达高峰。然后逐渐下降,到下午4—6时再次升高。随着夜幕降临,血压再次降低,入睡后呈持续下降趋势,凌晨2—4时最低。

长效降压药:适宜清晨空腹服用,每天服1次。

中效或短效药物:每天2~3次,最好能根据血压的变化规律,选择服药时间。

例如,一日3次的短效降压药,白天服药的时间应安排在血压高峰之前1—2小时,即早晨应在清晨起床刷牙后服用,而不是等到早餐后或更晚;晚上应在7点前服用,不宜在睡前服用。因为夜晚血压自然下降,加上药物的作用会导致血压大幅度下降。

但是,个别患者的血压是晚上不降反而升高的,这样的人可以在睡前服药。

餐前吃还是餐后吃

降压药到底应该餐前还是饭后服用,这要依降压药种类而定。

血管紧张素转换酶抑制剂和 β 受体阻滞剂:这两类药的后缀分别为"普利"和"洛尔"。这两类药的服用,一般不需要讲究餐前或餐后。

但有一个特例,短效药卡托普利,其吸收会受食物的影响,餐后服用吸收效果差,因此建议餐前1小时服用。

除此之外,一些老年、心衰、糖尿病患者,为了避免空腹服用引起低血压,服用这两类药时,可与食物同服,以延缓吸收,总的降压效果不受明显影响。

血管紧张素Ⅱ受体拮抗剂：这类药的后缀为"沙坦"，它们多数不受食物影响，餐前餐后服药均可。

硝苯地平控释片和氨氯地平：不受食物影响。

非洛地平缓释片：应空腹口服或清淡饮食后服用。

缓释维拉帕米（异搏定）：应在进食后服用，若在空腹时服用，容易引起胃部不适。

利尿剂：每日用药1次时，应在早上服用，以免夜间小便次数增加，影响休息。

氢氯噻嗪：口服吸收快，但不完全，进食能增加吸收量，建议餐后服用。

忘服药，怎么办

偶尔漏服一次降压药一般不需要补服，在下一次该吃药的时候记得按正常剂量服用就行了。

绝对不能将两次药量合为一次服用，否则极易造成血压急速大幅下降，这种情况是相当危险的。

需要警惕的，一些高血压患者，时间一长，便产生了麻痹思想。测量血压和去医院复诊的次数渐渐减少，服药也是"三天打鱼、两天晒网"的，想起来就吃，忘了就算，反正"一点不舒服都没有"。

这样不规则用药，可能导致血压大幅度波动，其中的危害将远远超过单纯的血压升高。血压大幅波动，可引起血管内膜的损伤，促进动脉粥样硬化的形成。

降压，**不是越快越好**

明确有高血压病，开始服用降压药后，有些人就开始紧张，盯着自己的血压"不放"，一心想着快点把血压降下来。

降压过快，是大忌

其实，发现患有高血压病，即便是需要马上服药治疗，降压也不是越快越好的。真的不用羡慕那些"吃了药就马上降压"的患者，那些药能立马见效，说明很可能是短效降压药，等药效一过，患者的血压就立马又飙升起来了。

过急过快的降压，易引发患者心率加快及心脑血管供血不足，尤其是老年人，由于他们的适应能力和代偿功能差，切忌短期内快速降压，否则可能会诱发严重的并发症。

3 个月内，把血压降至正常

我国高血压防治指南指出，大多数高血压患者，应在 2~4 周，甚至 2~3 个月内将血压降到目标水平。许多患者由于治疗心切，总想在一两天内就把血压降下来，用药几天后，血压未能降至正常水平时，就想更换药物。这样"三心二意"，一种药尚未起效前，就换用另一种药，反而是劳而无功的，会使血压形成波动和不稳定。

要知道，和缓与平稳降压，这才是全球公认的高血压最佳治疗模式。

当然，如果是高血压急症，即短时间内血压急剧升高，甚至合并心、脑、肾器官急性损害的，那么就需要短时间内把血压降到安全范围。

舒张压较低，别吃降压药？

当收缩压高，舒张压却又偏低时，还要不要服药？怎样做对身体最有利？

舒张压低，这样做

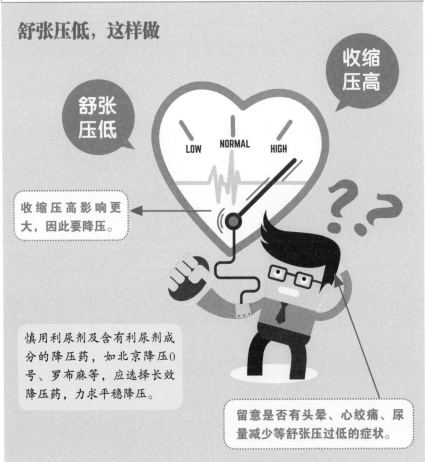

收缩压高

舒张压低

LOW NORMAL HIGH

收缩压高影响更大，因此要降压。

慎用利尿剂及含有利尿剂成分的降压药，如北京降压0号、罗布麻等，应选择长效降压药，力求平稳降压。

留意是否有头晕、心绞痛、尿量减少等舒张压过低的症状。

高血压患者,有的收缩压和舒张压都高于正常(比如 160/100 毫米汞柱);有的则收缩压偏高,舒张压却是在正常范围内(比如 150/85 毫米汞柱),这种被称为单纯收缩期高血压,还有的人,收缩压高,舒张压却比正常值要低(比如 160/50 毫米汞柱)。

单纯收缩期高血压多见于老年人。这是因为,无论原来有无高血压,随着年龄的增加,收缩压都会逐步升高;而当年龄超过 55 岁后,舒张压反而会逐渐降低。

因此,不少原来收缩压和舒张压均升高的中年患者,到了七老八十时,舒张压可能变为正常甚至偏低,而收缩压却仍然一路飙升。

这种血压一个偏高,一个偏低的情况,该不该吃降压药? 让人好生为难,总担心顾此失彼。

收缩压更重要

其实,目前的研究都认为,收缩压对心血管疾病预后的影响,比舒张压重要得多,收缩压高低与心功能、肾功能好坏等相关性明显。收缩压升高所致的靶器官(心、脑、肾和外周血管,视网膜等等)损伤与舒张压升高相似,甚至更为严重。

因此,加强单纯收缩期高血压防治很重要。

可见,即便是舒张压不高的高血压患者,也必须进行降压治疗。

舒张压低,慎用利尿药

舒张压低的患者,在用药治疗时要更为慎重,应慎用利尿剂及含有利尿剂成分的降压药,如北京降压 0 号、罗布麻等。因为利尿剂本身可使尿量增加,导致血容量减少。这样一来,舒张压可能降得更低,从而易致脑、肾等器官血液灌注不足,继而产生更严重的后果。

除了选择药物要小心,舒张压低的患者,从开始治疗时,就应选择长效降压药,力求平稳降压。此外,降压时必须留意是否出现舒张压过低的症状。一旦出现头晕、心绞痛、尿量减少等症状,一定要及时告知医生,调整药物。

没有不适,舒张压低不担心

不少人害怕降低收缩压的时候,会使舒张压降得过低,于是为了两头兼顾,就想着干脆少用点药,这样既能把收缩压降低一点(虽然无法降到 140 毫米汞柱以下),又能使舒张压相对没那么低。

其实,这种做法并不推荐。目前,医学界认为,70 岁以下的患者,应尽量让收缩压降到 140 毫米汞柱以下,而舒张压若能保持在正常范围内自然是好,若不行,只要不出现头晕、心绞痛、尿量减少等症状,就不需要太担心。

至于 70 岁以上的患者,可以略微放宽一下标准。如果没有出现舒张压过低的症状,也可以尽量让收缩压达标(即低于 140 毫米汞柱)。

毕竟收缩压过高带来的心脑血管意外,通常发生得很迅速,让人没有太多的反应时间;而舒张压过低,则会先发出"警报"(即上述头晕、尿少等症状),患者还有时间及时就医、处理。

最后,必须提醒的是,对于舒张压低的高血压患者,降压药的剂型、剂量等,得由有经验的心血管专科医生根据患者的整体情况决定,患者切勿自行选择或增减药物。

青壮年，高血压已来袭

前文我们已经提到过，在我国，每 5 个成年人中，就有 1 人患高血压，这些人当中很多实际已经患病了，但自己丝毫不知。

最为让人担忧的，是目前青壮年高血压的发病率呈上升趋势。

青年高血压，大多没症状

青年高血压却往往很难察觉，因为年轻人代偿能力、血管弹性好，血压高些一般不会引起明显不适。而且，年轻人不像老人家那样身上可能患好几种病，要经常去医院，故往往只能在入学、入职等体检时才发现。大部分中青年，即便血压很高，也没有头晕头痛等明显症状；更别提轻度的高血压了。只有少数年轻人在血压达到 170 毫米汞柱以上时，会有头晕、脑涨等症状。

精神压力大，更要留意血压

对年轻人而言，高血压是一把钝刀子，它不会马上对人体造成什么伤害。但十几年甚或几年过后，持续的高血压会损害心、脑、肾等器官，引起心肌梗死、中风、高血压肾病等等。所以，每一位成年人，尤其是没有定期体检的人，应至少每两年测一次血压。

若测得血压在 130~139/85~89 毫米汞柱，或肥胖者，属于高血压的易患人群，更应每半年测一次血压。再要提醒的是，高盐高胆固醇饮食、吸烟、工作生活节奏紧张、精神压力大以及运动少等，均是导致高血压发生的危险因素，青壮年在搏命工作时，应有所注意，适当调整，舒展身心。

难治性高血压，**如何治**

虽说高血压是一种常见病，也有各式各样的药物供治疗选择。

但是，偏偏就有那么一些人，联合服用好几种降压药，血压却仍"高高在上"。

这种"难治性高血压"，不仅让患者神伤，也让医生郁闷。

难治性高血压，又称为顽固性高血压，是指高血压患者经过改善生活方式，和使用足够剂量、合理搭配的至少三种降压药（其中一种为利尿剂）联合治疗后，仍不能将收缩压和舒张压控制在目标水平，或者需要至少 4 种药物才可以控制其血压的一种临床情况。

在我国，高血压控制率门诊为 23%，真正的难治性高血压的发病率在 5%~10%。

事实上，被诊断为难治性高血压的患者，可能并非真的达到了医学诊断标准中的"难治"。有时所谓的"难治"，可能是患者自身的一些行为导致的。

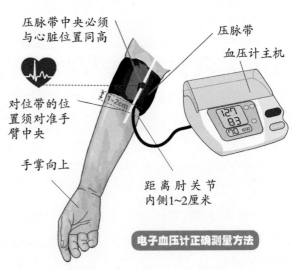

压脉带中央必须与心脏位置同高

压脉带

血压计主机

对位带的位置须对准手臂中央

手掌向上

距离肘关节内侧1~2厘米

电子血压计正确测量方法

▶ 情形一：**其实就是测不准**

有些患者在家自测血压，往往还没坐定，即马上测量血压；又或者比较肥胖的患者，一直都在使用太小的袖带；又或者怕电子血压计不准确而使用水银血压计，却将听诊器置于袖带内。上述这些不为人注意的细节，往往就会导致测出来的血压值不准确。

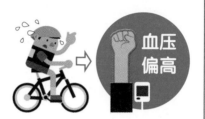

▶ 情形二："**白大衣高血压**"

有些患者平时在家测血压不高，然而一到医院测血压，收缩压就直往 170~180 毫米汞柱上跑，这种现象并不少见，称为"白大衣性高血压"，约占高血压患者的 20%~30%。这种情况需要患者自己多留心眼，可以行 24 小时动态血压监测检查，明确有无白大衣性高血压。

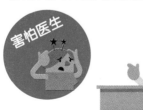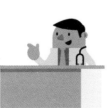

提醒：不能单以家庭监测的血压值作为是否存在高血压，甚至难治性高血压的标准。

▶ 情形三：**降压药没吃好**

高血压的药物治疗，原则上从小剂量开始，逐渐增加剂量，并最好使用长效降压药，每日给药 1 次，避免使用短效的药物，如利血平（北京降压 0 号内的主要成分之一）、可乐定、心痛定等。

老年人的高血压往往以收缩压升高为主，采用钙通道阻滞剂或者普利类（血管紧张素转化酶抑制剂，简称 ACEI）可能更好些；年轻人的高血压，则选择非二氢吡啶类钙通道阻滞剂或血管紧张素 Ⅱ 受体拮抗剂（简称 ARB）更为合适，因为 β 受体阻滞剂可能影响性生活质量。

此外，不同的高血压患者服药时间亦有讲究。采用 2 种或 2 种以上药物联合治疗的，提倡药物分开服用（一般上下午各服 1 种），或可以采用"错峰"服药方法，即在高血压"峰值"前 2 小时左右服药，这样能更有效地控制血压。

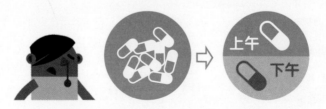

▶ 情形四: **生活方式没调整**

有些患者在治疗上很配合医生,乖乖地按时按量服药,但总埋怨血压不达标,原因却是"私生活"没有作调整。

譬如有些人大鱼大肉照吃、酒照喝,血压自然难控制。研究表明,戒掉酗酒的习惯可降低收缩压和舒张压 6~7 毫米汞柱。另外,肥胖、盐摄入过量、吸烟、睡眠不佳等也都与血压控制不准有关;体重下降 5 千克,即可显著降低血压或减少所需使用降压药物的种类。

提醒: 摆脱难治性的帽子,减肥、减盐、戒烟、戒酒,一个都不能少。

▶ 情形五: **药物导致的"难治"**

老年人常合并多种慢性病,一天吃几种药的情况很常见,而这些药物有时也会影响血压值。如使用非甾体类抗炎药(如西乐葆)、感冒药、拟交感神经药物(麻黄素、可卡因、苯异丙胺等)、三环类抗抑郁药、减肥药、环孢素、口服避孕药、激素以及慢性肾病患者需要使用到的红细胞生成素等,这些药物均可引起高血压或者导致高血压难以控制。某些中成药如甘草、人参等,亦有类似作用。

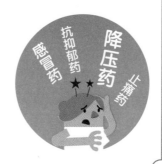

提醒：戴上"难治性"帽子之前，请检视自己，是否正在服用相关的药物。

> **▶ 情形六：是否有别的病**

难治性高血压更常见的原因，是其他疾病导致的继发性高血压。常见原因包括呼吸暂停综合征、肾实质性疾病、原发性醛固酮增多症、肾动脉狭窄等。约有 83% 难治性高血压的

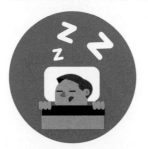

患者存在睡眠呼吸暂停综合征；另外，还有不常见的嗜铬细胞瘤、甲状旁腺功能亢进、主动脉狭窄、颅内肿瘤等。这些情况，只要治疗好原发病，就可以脱掉这顶帽子。

提醒：当被戴上难治性高血压的帽子，尤其是男性患者，不妨找找耳鼻喉科医生，排除或治疗呼吸暂停综合征。

高血压患者很多，但真正难治的不多。在医在患，都应先辨别种种伪装，别轻易戴上"难治"的帽子。不过，要从根本上减少难治性高血压的出现，还是要提高高血压的知晓率、服药率。控制好血压，就不难治疗。

勿入八个误区

随意停药

在临床工作中，常碰到患者随意停止服用降压药的现象。分析其原因，真正经济负担不起者为少数，多数是怕麻烦，以无感觉、出差、忘服、服药后不舒服等为停药的理由。可是一测血压，却是高得惊人。

须知，常用的中效降压药（如依那普利、波依定、倍他乐克等）维持有效降压的时间仅为 10~12 小时左右，而长效的降压药（如络活喜、科索亚、洛汀新等）有效降压时间也只有 24 小时。停服降压药物后，血压往往在 2~3 天之内便再次增高。某些降压药物，如 β 受体阻滞剂（倍他乐克、氨酰心安等）不可骤然停药，否则可能导致心绞痛，甚至急性心肌梗死。

所以，高血压患者应有"宁可少吃一顿饭，不可少服一次药"的思想，否则脑血管意外的事件可能很快会出现。

频繁换药

有些患者因所服的药物在短期内降压效果不理想，或服后不舒服（如心慌、面红、头胀痛等）而不断更换药物。结果用遍了现今的常用降压药，也未能达到很好的血压控制效果，因而丧失治疗信心。

实际上，任何种类的降压药物，要想达到降压的最佳效果，均要在用药后的 2 周左右。所以，不可因短期内血压不降或降压速度慢，就断然认为药物作用欠佳。

擅自调药

有些患者在服用降压药期间，不定期测量血压，仅凭自我感觉用药，结果导致血压不稳定，甚至带来严重的后果。

在此，再次强调在服用降压药物期间，增减药物种类或剂量，都要根据血压情况，遵医嘱进行调整。

胡乱用药

同样是高血压，年轻人和老年人，用药就有很大不同。年轻人以舒张压增高为主，用药宜选钙通道阻滞剂（CCB）、利尿剂为主；老年人以收缩压增高为主，以普利类为主。可见，降压用药必须个体化，而不是看别人用得好，就跟风用。

只肯吃中药

有些中药虽然有一定的降压作用，但也有弊端。一是起效慢，有效成分无法精确，可能导致每次药量不同；二是部分中药被发现有导

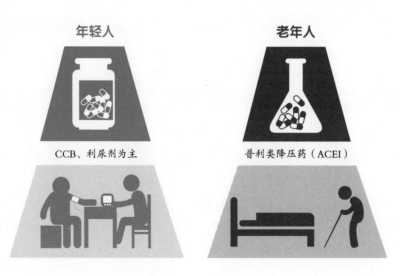

年轻人   老年人

CCB、利尿剂为主   普利类降压药（ACEI）

致抑郁等精神障碍的副作用；三是其效用期短，造成血压波动大，对血管损伤严重。因此，并不主张将中药作为降压首选药。

不注重非药物治疗

实际上，非药物治疗［包括戒烟、戒酒等不良嗜好、控制体重、控制食盐摄入（每天最好不超过 6 克）、注意休息，适当运动、合理膳食、心情舒畅］是基础，血压稍高的患者，通过非药物治疗，3 个月后复查，可能血压已经恢复正常。

降压一味求快

降压讲求平稳、稳定，快速降压导致血压波动大，这对血管健康有害。高血压患者，建议以服药后 24 小时，血压下降 20%~40% 的速度为佳。

此外，除非需要紧急降压，否则日常服药仍以正常口服为主。缓释片不要嚼碎吃，否则会破坏缓释作用，导致服药后血压波动大，损伤血管。

认为血压降得越低越好

血压"高高在上"的确让人担忧，但不要盲目认为，降压药吃得越多，血压被"压"得越低就越好。有时候，低血压比高血压更令人胆战心惊。

经常可以看到这样一些自作聪明的病人，为了让自己的血压低一点，再低一点，私自加大药物的服用剂量或次数。原本只吃 1 片的药改成 2 片，一天吃 2 次改成三四次。于是，血压低了，危险也近了。

低血压可引起头昏、头痛、眼花、全身无力、嗜睡等不适症状，严重的还会危及生命。对于高血压患者，还会因为过度降压而引起脑部缺血性中风，这常发生在夜间。

理想的降压目标

2015 年新版《中国高血压防治指南》指出：

普通高血压患者的血压(收缩压和舒张压)应严格控制在 140/90 毫米汞柱以下。

老年(≥ 65 岁)高血压患者的血压应降至 150/90 毫米汞柱以下,如能耐受可降至 140/90 毫米汞柱以下。

年轻人、脑血管病、稳定性冠心病、糖尿病、慢性肾病患者的血压降至 130/80 毫米汞柱以下。

如能耐受,以上全部患者的血压水平还可进一步降低,建议尽可能降至 120/80 毫米汞柱以下。

降压治疗的血压低限值尚未确定,但是,当冠心病或高龄患者的舒张压低于 60 毫米汞柱时,应予以关注。

某些急症降压目标更讲究,如合并高血压脑病,血压要在短时间降至 160/100 毫米汞柱以下;合并主动脉夹层的,则要降至 120/70 毫米汞柱以下。

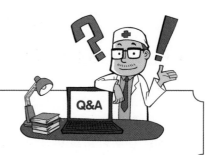

经典答疑

◆问:吃降压药后老咳嗽怎么办?

答: ACEI 类(血管紧张素转换酶抑制剂)降压药对于肥胖、糖尿病,以及心、肾等靶器官受损的高血压患者,具有较好的疗效。但其最多见的不良反应是刺激性干咳,发生率为 10%~20%,停药后可消失。

目前常用的降压药有多种,如服用这类药后出现咳嗽,可考虑更换其他种类的降压药。

◆问:降压药会上瘾吗?

答: 一旦患上原发性高血压,患者往往需要终身服药。因此常有人会问,降压药是否会让人上瘾?

不错,原发性高血压患者一直需要药物这个"外援",但这与药物成瘾完全是两回事。药物的成瘾,是人们渴望反复使用该药物,以得到愉快的感觉。不用它,就会出现一些不适,即戒断症状。目前有成瘾性的药物,是国家规定特殊管理的麻醉药品和精神药品。

而慢性病的长期用药只是控制体内的血压或血糖、血脂等指标,就像每天都要吃饭,是疾病治疗的需要,与成瘾性无关。

◆问：患了高血压，就要终身服药吗？

答：患了高血压，首先要查明原因。

如果是继发性高血压，一般不需要长期给予降压药治疗，因为这部分患者的高血压只是某种疾病的一个表现，通过对原发病的治疗，高血压即可得到控制或治愈。

对原发性高血压，一般来说，无论是采取药物治疗还是非药物治疗，均应强调长期性，不能因为症状改善或消失就中断治疗，即使要减少服药次数或药物剂量，也应根据血压的水平来确定。部分患者经过长期观察，血压确实恢复正常，可在充分考虑的前提下停药，不过仍应继续坚持非药物治疗，以防血压再次升高。

◆问：降压药会否引起低血压？

答：血压的调节是一个极其复杂的过程，它层层把关，处处设防，由多种机制共同发挥作用，以确保人体能够维持正常的血压。

许多降压药物只有在血压增高的情况下，才能发挥最佳的降压效应，如钙通道阻滞剂、血管紧张素转换酶抑制剂等，即属此类降压药，血压正常时服用的话，除了少数药物敏感或服用过量的情况外，一般是不会引起低血压的。

原发性高血压患者不能随意停药。因为，一旦停药血压很可能很快发生反弹，这种反弹导致心肌梗死、脑梗死的发生率特别高。因此，提倡每个患者在血压获得控制后，仍要继续治疗，不要因为担心低血压而随意停药。

◆ 问：服用"钙通道阻滞剂"降压，还能补钙吗？

答："钙通道阻滞剂"（那些叫"××地平"的降压药）是常用的一类降压药，不仅不会影响钙吸收，还与钙是降压的黄金搭档。

钙通道阻滞剂的作用在于，它能阻止过量的钙离子进入血管平滑肌和心肌细胞内，因此起到有效降压的作用。钙通道阻滞剂并不阻拦钙剂从胃肠道中吸收入血，也不会阻拦血液中的钙进入骨质。

骨质疏松是指骨质中的钙不足，而钙通道阻滞剂的选择性"拮抗"作用，并不会引起人体缺钙和骨质疏松。事实上，适当补充钙剂，还能减少体内某些因缺钙而释放的加压物质。

所以，中老年高血压病患者在服用钙通道阻滞剂时，可以放心补钙。

◆ 问：高血压病会引起性功能障碍吗？

答：高血压病的确会对性生活产生不良影响，主要表现为性功能障碍（ED）。其原因主要是：

(1)高血压可引起血管病变，使阴茎的供血血管发生动脉粥样硬化，血管变细、弹性降低，导致阴茎的血液供应受到影响，从而造成ED。

(2)目前临床上常使用的降压药，有不少会对性功能产生影响，如可乐定、甲基多巴等可引起性欲减退和ED，利血平、胍乙啶可造成ED和射精障碍；心得安可降低血液中的雄激素水平，而影响性功能等。

(3)患者对这方面的问题过于担心、忧虑，继而产生焦虑和恐惧，久而久之形成恶性循环，致使性欲低下。

◆吃降压药后,脚肿怎么办?

答:我吃了医生开的降压药后,血压是正常了,不过两边脚踝都有点水肿,这该怎么办?

降压药中,钙通道阻滞剂会引起血管通透性增加,导致部分患者发生水肿。

如果只是单纯的脚踝轻微浮肿,其他并无不适,则不必太过纠结。因为每一种降压药,都既有它的可取之处,也有一定的副作用。

建议你把脚肿的情况告知医生,医生会根据你的情况酌情处理的。钙通道阻滞剂与β受体阻滞剂或利尿剂合用,可减轻心慌、浮肿的程度。相同的药物在不同人身上会有作用、代谢方面的差异,这是个人体质的问题。如果你的水肿情况比较严重,医生也会根据你的情况更换另一种药。

总之,选择适合自己长期服用的降压药,需要一个摸索的过程。其间医生的用药经验固然重要,但患者积极配合的作用也是不能被忽视的。

◆问:高血压患者如何选感冒药?

答:高血压患者选择感冒药时,要尽量避免选含盐酸伪麻黄碱或麻黄碱成分的。因为这二者在收缩上呼吸道毛细血管、消除鼻咽部黏膜充血、减轻鼻塞症状的同时,亦能使血压升高,且作用持久。另外,它们对心脏有兴奋作用,可能诱导冠心病发作。所以,高血压、心脏病患者应慎用。

◆问: 介入手术能根治高血压吗?

答: 难治性高血压,是指在应用足量的三种以上降压药(其中包括利尿剂)后,血压仍高于140/90毫米汞柱的情况。它是高血压领域中最难攻克的堡垒之一,其心肌梗死、心力衰竭、脑中风、终末期肾病等严重并发症的发生率一向颇高。

20世纪30年代,人们逐渐认识到高血压与交感神经异常兴奋有关。肾交感神经消融术治疗顽固性高血压就是其中一种值得期待的治疗方法,我国专家也正尝试将该技术应用于患者。但任何事物均有两面性,该技术由于临床应用时间尚短,诸多问题有待解决。换言之,它尚处于探索阶段,技术本身不是很成熟,长期有效性还有待观察,因此仅限于作为难治性高血压的一个替代治疗,对轻中度高血压病不适合,不建议所有高血压患者都接受这个治疗。所以,下"介入手术能根治高血压"这个结论尚为时过早。

◆问: 高血压患者能服壮阳药吗?

答: 高血压对男人性能力的影响确实不小,就诊时不妨请医生帮你选择对性功能没有影响或影响较小的药物。

高血压患者适当采用药物来维持一定频度的性生活,维持男人的"性"趣,密切夫妻感情,这也是值得肯定的。但在选择壮阳药物时要多加小心,要使用经国家批准且有肯定疗效的药物。药物剂量也不是越大越好,滥用壮阳药可能给身体健康带来隐患。

另外要注意的是,高血压患者过性生活的频度具有明显的个体差异,普遍要比一般人群适当减少,且时间不宜过长,以免造成身体的过度负荷。一旦性交时出现头晕、胸闷、胸痛、心悸、恶心、呕吐等症状,应立即停止性生活,必要时紧急求助。

小结

1. 降压就是硬道理：早降压早获益，长期降压长期获益，降压达标将高血压患者的危险程度降至最低而获益最大。

2. 降压药用药原则：从小剂量开始，优先应用长效制剂，联合用药以及个体化。

3. 降压治疗要达标。血压控制的目标：一般患者<140/90毫米汞柱；老年人患者<150/90毫米汞柱，如耐受则控制在<140/90毫米汞柱。

4. 目前临床上常用的降压药有 β 受体阻滞剂、钙通道阻滞剂、血管紧张素转换酶抑制剂、血管紧张素 II 受体阻滞剂、利尿剂及固定复方制剂，均可用于高血压初始和维持治疗，但各有其特点和适应证。

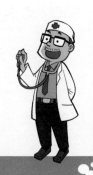

5. 高血压患者应长期治疗和定期随访。

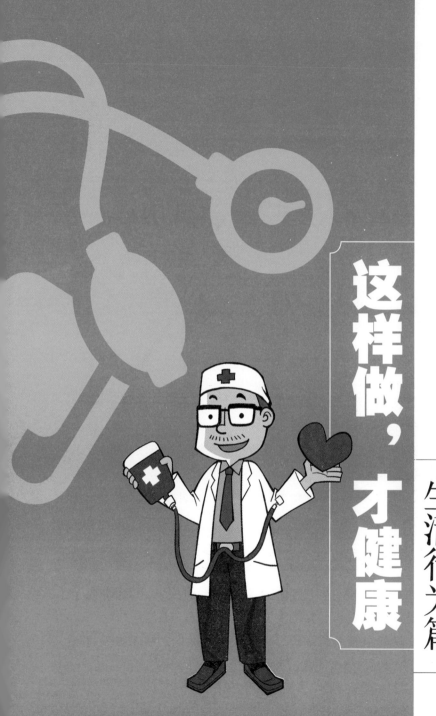

这样做，才健康

生活行为篇

PART 1 ▶
这样吃，才健康

印第安人，少有高血压

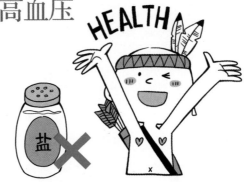

　　虽说高血压的发病率越来越高，在中国，每 5 个成年人中，就有 1 个患有高血压病。

　　蹊跷的是，在全民"看涨"的时代，还有些种族人群，比如撒哈拉沙漠南部的土著人，再比如雅诺马马印第安人，他们跟高血压病几乎就"不沾边"。

　　如果说是基因决定的，那么，为何非洲黑人的高血压发病率，就远比非洲裔的美国黑人低呢？

　　其实，这一切的秘密，不在基因，不在哪一国的水土，而在于——盐的摄入量。

长知识：盐与高血压，研究了 100 年

　　可能大家都不知道，医学界对盐与高血压的关系，已经研究了 100 多年。目前认为，盐与高血压的关系，不是一般的密切。

　　撒哈拉沙漠的土著人也好，印第安人也罢，他们之所以很少有高血压，就是因为他们几乎不吃盐。

爱吃盐，高血压发病率高

对盐只有一点点"爱"的爱斯基摩人，他们每天摄入的食盐量约是 4 克，他们的高血压发病率是 4%。

酷爱吃盐的日本北海道农民，每天食盐摄入量约 27 克，他们高血压的发病率则高达 40%。

流行病学数据表明：每日钠盐摄入量增加 5~6 克，收缩压就会升高 3.1~6.0 毫米汞柱。

这样一说，你终于明白，为何在基因类似的前提下，有些人就是能远离高血压病了吧？

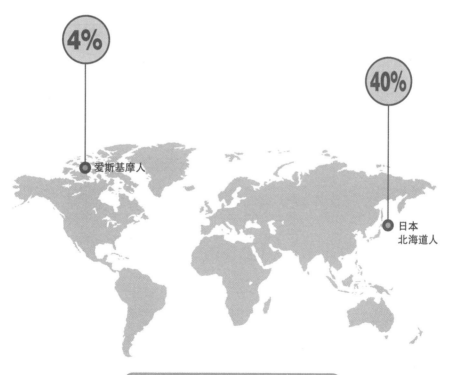

食盐摄入量不同，高血压发病率不同

中国人，多吃3倍盐

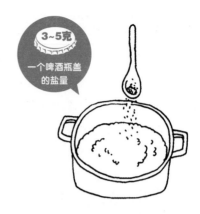

3~5克
一个啤酒瓶盖
的盐量

一个人一天内究竟摄入多少盐，才算是刚刚好？既不会导致全身无力等缺盐状态，又不至于增加高血压的发病率？

其实，一个中等体重的成年人，每天摄入的食盐量，只需 3~5 克（少于一个啤酒瓶盖的装盐量），即可满足生理需求。

来看看大数据：我国东北地区的人们，人均食盐摄入量高达 18~22 克，南方地区则相对少一些，人均 10~18 克。这个量，是人体生理需要量的 3~4 倍！

盐多"吸水"，血压增高

要知道，我们摄入的食盐中的钠，一般会由尿、粪、汗液排出，其中经尿排出的约占 90％。摄盐过多时，经尿排出的钠自然也会相应增多。

但是，人体的排钠功能是有限的，如果摄入过多的盐，机体又无法及时排出，钠就会在体内潴留。

盐是"吸水"的，盐多必然会引起水潴留，这样一来，人体血管里的血液就会增多，从而导致血压增高。

更重要的是，钠潴留还会使血管平滑肌细胞内的钙离子浓度也增高。钙离子增多会导致平滑肌收缩，使血管腔变窄、血管阻力增加，其最终结果就是导致血压升高。

高盐,血管敏感易收缩

高盐还能使血管变得很敏感,平时不能引起血管收缩的一些情况,在高盐状态下,都会使血管收缩,从而使血压升高。血压升高又会加重心脏和肾脏负担,进一步引起排钠障碍,从而使血压变得更高,这就形成了恶性循环。

低盐饮食则相反,低盐会使血管对神经胺类物质敏感性下降,血管的反应性因此会降低,低盐又使血容量下降,这都有利于血压下降。

长知识:减盐,减了心血管病

有数据显示,在目前每天摄入盐超过 12 克的基础上,如果减少摄入 5~6 克盐,中国人脑中风发生率可降低 24%,冠心病发病率降低 18%,这也就意味着,每年可避免约 36 万人因脑中风和冠心病而死亡。

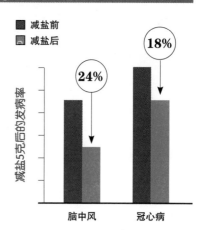

"盐值"高，吃药不奏效

可能有人会反驳说，我知道有些人，一直都吃得很咸，但人家就是很健康，根本没有高血压病。

天赋异禀：有人吃盐多，血压也不高

确实如此，这是因为，高盐摄入导致的血压升高，常有遗传因素参与。从某种角度来说，你可以理解为这类人属于"天赋异禀"。

不过，这类人即使没有因为摄入过多的盐而患高血压病，他们在人体老化过程中，也会因为体内高血钠的情况，使心肌纤维化、血管周围间质胶原纤维沉积，从而影响了自身的心血管功能。

再说了，人体对盐的敏感性是可变的，常随着年龄的增长而增加，因为肾脏的排钠功能会随着年龄的增长而减退，因此人的血压对盐的敏感性也会随之反而增强。

长知识：我国，60% 为盐敏感性高血压

在高血压人群中，28% ~74% 的为盐敏感性高血压，老年人、黑人较其他人群多见；我国人群中，约 60% 为盐敏感性高血压。

盐敏感性高血压患者，在接受降压治疗时，会有部分患者出现不管怎样用药，降压效果总是不够理想的情况，这些人若在服药的同时，能够做到每天减少盐的摄入量，大多数患者的血压就能降至正常。

测一测：你是否盐敏感

盐敏感性高血压，常有如下特点：高盐饮食后血压明显升高，减少吃盐量后，白天的血压降低较明显，夜间降低不明显；在激动、运动等应激反应时，血压升高明显；心、脑和肾脏的损害出现较早；还常合并出现血糖升高和心肌明显肥厚。

少吃盐，重于吃药

目前认为，盐敏感是心血管疾病的一个死亡危险因素，它是独立于吸烟或高胆固醇血症等的危险因素。这说明，限盐在高血压和心血管病防治中，有着极其重要的位置。

由此可见看，限盐的作用，远不是吃多几种降压药，或者其他治疗方法所能替代的。

"盐值"多少最合适

作为新时代的人类，人人都希望自己"颜值高"，但千万不要做"盐值高"的人啊！

虽然世界卫生组织（WHO）对人类"盐值"的建议是：一般人群每日食盐摄入量为6~8克。不过，《中国居民膳食指南》则针对国人的具体情况，提倡每人每日食盐摄入量应少于6克。

国内的心血管专家则建议：糖尿病或高血压患者，每天盐的总摄入量不宜超过3克，高血压、糖尿病并存的患者及肾脏疾病患者，每天盐的摄入量不要超过2克。

这个"盐值"，套用一句近几年流行的甄嬛体来表达，那就是大多数人会高呼："臣妾做不到啊！"

等等，先别急着哭诉难以做到。

接下来，会传授大家几个减盐"秘笈"。只要学会了其中的一两招，大家就能做个"盐值低"的健康人！

这样做，不知不觉减了盐

技巧一：就买低钠盐

普通食盐按照相关的国家标准，氯化钠的含量有三个级别：一级含量 ≥ 99.1%，二级含量 ≥ 98.5%，三级含量 ≥ 97%。

而低钠盐，里面含有 60%~70% 的氯化钠，同时还有 20%~30% 的氯化钾和 8%~12% 的硫酸镁。可见，低钠盐的钠含量要比普通盐低 1/3左右。

由于氯化钾本身也能产生一定的咸味（虽然不及氯化钠），所以，低钠盐的咸味和普通精制碘盐的咸味相差不会很大。

因此，食用低钠盐，可以在几乎不影响咸味感觉的同时，轻轻松松地把摄盐量降低 1/3，同时有效增加钾摄入量（适当的钾有助于降低血压），还解决了人体中钠离子和钾离子平衡的问题。

所以，使用低钠盐，是家庭中减少摄盐量最简单的方法。

特别提醒：肾或心功能不全，糖尿病及使用保钾利尿剂的患者，由于钾的代谢功能不完善，不宜使用低钠盐，否则可能造成高血钾、心律失常等不良后果。

技巧二：晚放盐

做一道菜，即使是放同样多的盐，放盐的先后顺序不同，菜吃起来的咸度感觉差别也是很大的。

要达到同样的咸味,晚放盐比早放盐用的盐量要少一些。起锅前放盐,甚至把菜装到碟子上后再将盐撒在食物表面上,这时盐分尚未深入到食物内部,但吃起来时,舌头上的味蕾却会感觉到明显的咸味,达到"盐少却够咸"的效果。

技巧三:从一道菜变淡开始

习惯重口味的人,你要是一下子就把菜全部都做得清清淡淡的,估计他们可能食之无味、食不下咽。

其实,只需要从一道菜变淡开始就可以了。比如一顿饭做了4道菜,可以有3道菜还是保持之前的重口味,然后挑其中一道做淡一点点。如此循序渐进,每天淡一点点,并随着口味的适应,渐渐把第二道、第三道菜也做淡了。

这样咸淡搭配,坚持一段时间之后,你会发现,原来自己也可以吃得很清淡的。

技巧四:加醋放姜

在菜里面放点醋,不仅能提高菜肴的鲜香味,还能减少盐的用量。当然,番茄酱、柠檬汁,也有类似的效果。

除此之外,做菜时,先在油锅上放些辣椒、花椒、八角、桂皮、姜、蒜等香辛料炝锅,或者最后上锅前,在菜肴表面上撒一点芝麻、花生碎,淋一点芝麻酱、花生酱、蒜泥、芥末汁、番茄酱等,这样就能使菜肴变得味道丰富有层次,不会给人一种清淡寡味、引不起食欲的感觉。

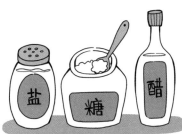

每天的"**盐值**"，这样算出

菜是咸还是淡,吃了就知道,可是炒菜用了多少盐,好像挺难算出的? 谁家厨房会放个小天平,难不成做菜放盐时,还先用称量一下。

其实,家里的大厨们,只要花点小心思,还是能知道自己每天做菜放了多少盐的。

现在市面上有不少标有刻度的"健康盐勺"卖,一个小勺子装满了是多少克盐,上面都标示得清清楚楚。

比如一把勺子 6 克盐,家里三口人吃饭,按一天三餐算,每餐每人最好不要超过 2 克盐,那一餐的菜,三个人只能用 6 克盐。如果做 3 个菜,那只能每个菜的放盐量,只能约三分之一勺。

还有一个简便易行的方法:就是买一包盐,记住开封的日期,以及用完的日期,计算天数,用一包盐的质量(如 500 克)除以天数,再除以家中就餐人数,便可大致算出每人每天的用盐量。如用盐量超标,则需减少每日用盐量。

火眼金睛，揪出"隐形盐"

除了计算盐的摄入量以外，千万别忘了，各式调味品中，也含有不少盐。这些含有"隐形盐"的食材，可以分为几大类：

肉制品

包括任何熏制、加工、炮制的肉制品，例如牛肉干、猪肉脯、肉松、腊肉、腊鱼、火腿、午餐肉、腊肠、火腿肠、鱿鱼丝等。

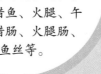

点心食品

含盐饼干、薄饼、膨化食品。

腌制蔬菜

如榨菜、大头菜、梅干菜、萝卜干、泡菜、橄榄、话梅、酸笋、酸菜等。

调味品

酱油、椒盐、虾酱、鱼露、腐乳、辣椒酱、味精、鸡精等。

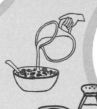

肥胖，血压跟着涨

俗话说"千金难买老来瘦"。肥胖不是什么值得庆贺的好事,肥胖是导致高血压的三大危险因素之一,而高血压患者中,肥胖者也占更大的比例。

超重和肥胖者降低体重有助于降血压,有数据指出,体重降低5千克以上,平均血压可下降5~6毫米汞柱。这反过来也说明,体重增加不利于高血压病的治疗。

胖子的血压,难治

肥胖不仅容易患高血压,而且有其特点:一是难治,二是舒张压高。

胖子高血压难治的原因并不复杂,就是因为胖! 如果不控制肥胖,不限制饮酒,不改变重口味的饮食习惯,仅靠药物治疗是难以奏效的,即使多种药物联合治疗,也可能难以达标。

胖子的血压:用药难见效

舒张期高血压也是胖子高血压的特点。收缩压正常,而舒张压增高,脉压很小,临床上叫单纯舒张期高血压。虽然单纯舒张期高血压危害相对小一些,但药物往往难以见效,其症结仍是肥胖。

另外,肥胖本身也是一种疾病状态,常伴随糖尿病、血脂异常等代谢性疾病,容易引起心脏结构和功能损害。

胖肚子：减肚子才能减压

胖子里面，有一类是肚子特别突出的，即中心性肥胖（又称腹型肥胖）。这些人最容易伴有血脂异常、胰岛素抵抗等代谢问题。由于常有动脉硬化，也更容易患冠心病和脑中风，死亡风险高于全身性肥胖者。

另外，腹型肥胖会使心脏负担加重，进而又容易使血压升高。

而且，腹型肥胖者由于运动不便，走几步就气喘吁吁的，更容易因为运动量不足而难以降压。

因此，胖肚子的高血压患者，在控制血压的同时，要坚持多运动，消除肥胖的肚子。

胖小子：高血压患病率高100倍

话说回来，胖子不是一天吃成的。家有"憨态可掬"的胖小子，可别光顾着可爱逗乐，要格外小心。

防治高血压，要从杜绝胖小子开始。

高血压对人的损害，存在时间的累积作用，动脉硬化也持续加重。若在儿童期就患上高血压，几十年积累起来的心脏和血管伤害，结果可想而知。

一个正常体重儿童，罹患高血压的可能性只有0.3%；如果这个儿童体重超重（还不算肥胖），就有6%的可能患高血压，比体重正常的儿童增加了20倍。更让人揪心的是，小胖子罹患高血压的可能性是33%。就是说，3个胖小子中有1人患高血压，这是正常体重儿童高血压患病可能性的100多倍！

长知识：到底怎样才算胖

时下流行减肥，按年轻人的审美标准，要瘦成瓜子脸、"A4腰"（比

A4 纸还要窄的小蛮腰）才算瘦。

别虐惨了自己,那是太瘦了好不好?

不胖不瘦的体型,才是健康的,才是美得最长久的。

抛开变态的 A4 腰数据,来看看医学的肥胖诊断标准吧:

中国人的肥胖诊断标准是体重指数(BMI)≥ 28 千克/平方米(BMI 是体重除以身高的平方),或者男性腰围 ≥ 90 厘米,女性腰围 ≥ 85 厘米;腰围超标的,也叫腹型肥胖。

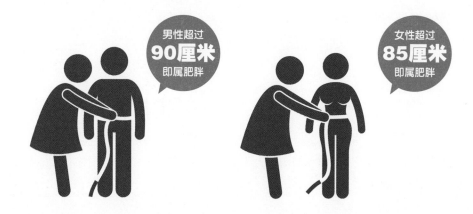

地中海饮食，不胖又健康

要健康，不想胖，自然得在饮食上下功夫。

地中海饮食是一类饮食烹饪习惯的总称，不是特指吃什么菜，它的精髓在于以下几点。

美国，推崇地中海饮食

在美国心脏病学会最新发布的《生活方式管理指南》中，对地中海饮食推崇备至，认为它具有更好的心脏保护作用。

原来，多个国家的营养学家、流行病学家在调查中发现：生活在欧洲地中海沿岸的意大利、西班牙、希腊、摩洛哥等国的居民，其心脏病发病率很低，普遍寿命长。

分析发现，这与该地区的饮食结构有关。其饮食习惯，以蔬菜水果、鱼类、五谷杂粮、豆类和橄榄油为主。这种饮食有明确的心脏保护，大脑保护，降低发生中风和记忆力减退、老年痴呆等风险的作用。

长知识：地中海饮食，被评为非物质文化遗产

早期的地中海饮食，是特指地中海周边国家的南欧饮食风格。不过现在，"地中海式饮食"泛指有利于健康的、简单、清淡以及富含营养的饮食。

2013 年 12 月，联合国教科文组织正式宣布将"地中海饮食"列入西班牙、葡萄牙、希腊、摩洛哥、意大利、克罗地亚等国家共同拥有的非物质文化遗产，以肯定它对世界文明的巨大贡献。

地中海饮食要点

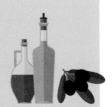

❶ 烹饪时用植物油（含不饱和脂肪酸）代替动物油（含饱和脂肪酸）以及各种人造黄油，尤其提倡用橄榄油。

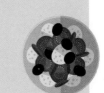

❷ 多吃蔬菜水果、坚果。

❸ 对食物的加工尽量简单，并选用当地、应季的新鲜蔬果作为食材，避免微量元素和抗氧化成分的损失。

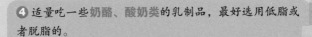

❹ 适量吃一些奶酪、酸奶类的乳制品，最好选用低脂或者脱脂的。

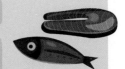

❺ 每周吃两次鱼，少吃红肉，而且尽量吃瘦肉。

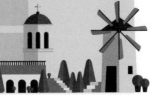

❻ 少吃甜食，控制含糖饮料。用新鲜水果代替甜品、甜食、蜂蜜、糕点类食品。

❼ 适量饮用红酒。

❽ 不限制总脂肪量的摄入，但严格控制饱和脂肪酸。

　　可见，从某种意义上讲，现在越来越多的冠心病、高血压，完全是因为管不住嘴，吃出来的富贵病。

PART 2 ▶
动起来，才健康

爱吃，**就要动起来**

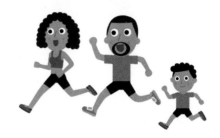

对于那些对"吃什么""怎么吃"有无比热情的"吃货们"来说，限制饮食无疑是一种酷刑。

能不能稍微放松对"吃"的限制，转而用其他方式弥补贪吃带来的不良后果呢？

答案可能会让"吃货们"热泪盈眶。

好吧，关注热量的摄入的确很有必要，但我们更需要明白一个道理：之所以会体重超标，是因为每日摄取的能量超出了消耗的能量。这部分多余的能量，会转化成为脂肪储存在我们体内，久而久之便导致了肥胖。

这样做，才能多吃又不胖

所以，明知道吃多了，就得多加运动，通过运动等方式把多余的能量消耗出去。

当然，也不能因为运动可以消耗能量，就敞开肚子大肆开吃。

像以下这种生活方式，吃、动平衡，才有利于塑造健康的身体：

餐间一个果:在两餐之间,适当吃些水果,能使人避免由于饥饿感引起的暴饮暴食。

 餐前一碗汤:餐前喝一碗汤,会把胃撑大,这样能够帮助抑制过盛的食欲。

 **晚餐七分饱**:晚餐之后,大多数人的活动量都会减小,能量消耗降低。如果吃得太饱,多余的能量就容易合成大量的脂肪,导致身体发胖。因此晚餐一般建议七分饱即可,同时应尽量避免高蛋白、高油脂、高热量的膳食搭配。

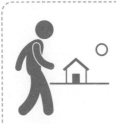 **每天一万步**:慢跑、打球这些运动项目虽然好,但往往受到场地、器械等因素的影响,让人无法每天坚持。唯有散步走路,是最容易坚持的。每天走一万步,既不会过累,也运动了全身肌肉,增强了心肺功能。

吃得过饱,血液变黏,易中风

吃得太饱,多余的热量会转化成脂肪,此时血液中的血脂含量升高,血液黏稠度也随之增加,局部血流变得缓慢,血小板的黏附性增强,容易聚集而形成血栓,这就增加了心肌梗死、脑中风等心脑血管意外发生的风险。

所以,高血压病人,特别是合并冠心病者,不能吃得太饱,或一次食用含大量脂肪的食物。当然,也要依据人体的生理机能和实际情况进行适当调整，千万不要急于减肥，而饮食过少甚至完全饥饿，或者服用抑制食欲的药物。减肥一定要循序渐进、持之以恒。

趣闻：努力减肥，政府重奖

土豪就是任性！在全球著名的奢华之都迪拜，政府为鼓励民众积极减肥，从 2013 年起每年举办一次"减肥送黄金"活动。任何公民只要体重每减掉 1 千克，政府便送上 1 克黄金。在去年 3 月举行的活动颁奖典礼中，减重最多的一位女士在两个月内减掉了 32 千克，因此获得了 32 克黄金。

相比迪拜的奖励机制，日本政府采取的则是惩罚的策略。日本明确规定员工腰围上限，其中男性腰围不得超过 85 厘米。政府规定，所有 40~74 岁加入医疗保险的国民，凡未接受检查者，一经发现过胖，将对其所属的国民健康保险组织或团体处以罚款。

可见，在世界许多国家，体重管理已经被高度重视，甚至通过政府力量来推进。但无论是诱人的奖励机制，还是严格的惩罚模式，最终都须落实到参与者的行动层面，仍要通过改善饮食习惯和生活方式等，以达到体重管理这一目的。

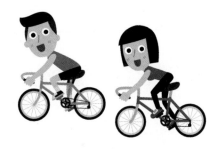

运动就是**降压药**

假设有一天，因为某种原因，患高血压的你，手头上无药可吃，你是不是只能眼睁睁地看着自己血压飙升而毫无办法？

每个人，身上自带着药

不是的。生命体有着神奇的"自愈"功能，人类只是太过依赖药物而已。当然，自愈是有前提的，就是造成的损伤不能是致命的、无可挽回的。另外，自愈需要人类按照符合人体健康需求的规律去执行，才可能实现。

21世纪的今天，不再是鼠疫、天花、霍乱等急性传染性疾病横行肆虐的时代。每天挤在医院里看病的，绝大多数是被心血管疾病、癌症、糖尿病等慢性病折磨的人。

世界卫生组织2004年全球健康危险因素调查数据显示，缺乏身体活动是紧排在高血压、吸烟和高血糖之后的，导致全球死亡原因的第四大危险因素。

每年330万人，死于缺乏运动

全球6%的人死亡是缺乏身体活动造成的。也就是说，每年有330万人死于缺乏运动。

很明显，身体活动不足，容易导致人体发生肥胖、血糖升高、血压升高、血脂升高，而这"三高一胖"，是促进心脑血管疾病发生的最重要因素。

研究发现,定期运动,能使心脏病和高血压发病率降低40％,卒中风险降低27％,2型糖尿病风险降低58％。

随着身体活动与疾病关系研究的深入,运动已被证实可以治疗和预防包括糖尿病、心脏病、肥胖、高血压等40种以上的慢性病。

所以说,运动就是一种降压药,对高血压有明确的治疗作用。

高血压,这样动

适当运动是高血压病重要的非药物疗法之一。轻度高血压患者仅靠控制食盐摄入,适当运动,往往就能将血压控制在正常范围内。运动方式多种多样,如散步、游泳、慢跑、骑自行车等。

不过,该怎样运动,这点需要搞清楚。我们要关注的问题,不是采用哪种方法锻炼,而是怎样既安全,又有效。

避免憋气,不做爆发性动作

憋气后使劲儿,做爆发性的动作,如举重、短跑等,是不适合高血压患者的。因为这是一种无氧运动,无氧运动会使血压升高。

除此之外,还有倒立、俯卧撑、体操等需要用力支撑的运动,都会使血压升高。

不仅是运动,日常生活中,有一定负荷强度的动作,如抱孩子、提水、搬抬重物,这些行为都会使血压升高,因此要提别留意。

长知识:运动强度,参考心率

一般来说,高血压患者的运动强度以心率为判断标准,患者在运动时,最大心率≤170-年龄×(70％~85％)。比如患者50岁,其运动时的最大心率要≤170-50×85％,即不能大于127次/分钟。

要达到一定的运动效果,建议每次运动时间不少于 20 ~ 30 分钟,每周运动 3 次左右。

要注意的是,锻炼不宜在饱餐、酗酒、激动等情况下进行。并且锻炼应循序渐进,开始时运动量宜小,以后逐渐增加。锻炼应持之以恒,才能达到增强体质,控制血压的目的。

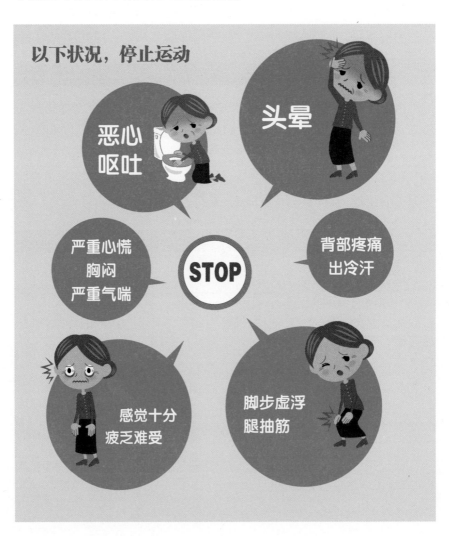

PART 3 ▶
这样睡,才降压

失眠, 血压易失控

　　失眠是高血压的"帮凶",失眠不及时治疗,血压就难以控制。

　　高血压患者是失眠高发人群,两者互为因果,如果不及时治疗失眠,血压会像脱缰的野马般难以控制。

　　这是因为,长期的睡眠障碍会带来反复的精神紧张、焦虑、烦躁、激动、担忧等情绪,会打破人体大脑皮质兴奋—抑制的平衡调解机制,使小动脉血管收缩,周围血管阻力增加,从而导致血压升高。

失眠,先排除药物因素

　　高血压患者,如果突然减药、停药,或者血压有较大幅度的升高,就会出现头痛、头晕、头胀、顶部有紧箍感、后枕部和颈部有发僵感等症状,这些不适可能会直接造成失眠。

　　除此之外,部分高血压药物,如利血平、可乐定、卡托普利等,也可引起睡眠不佳。

　　因此,高血压患者失眠,首先要排除药物因素,或者明确自己近期的血压有无大幅度升高。

温馨提示:这样失眠,就要找医生

　　如果躺在床上半小时仍没入睡,或整晚睡眠时间少于 6 个半小时，或中间醒来的时间超过半个小时，同时明显影响到第二天的工作和学习，当这些症状每周出现 3 次以上，且持续超过 1 个月时，就应该及时就医。

高血压患者的失眠有原发性失眠、焦虑抑郁障碍伴发失眠，以及阻塞性睡眠呼吸暂停综合征等。

原发性失眠是指失眠至少持续 1 个月，且不是精神疾患、身体疾病、药物使用，或其他特定的睡眠疾患所引发的失眠。其发病率较低，可单纯服用安眠药进行治疗，往往在服用 7~10 天内就能见效。

安眠药无效，可能要抗抑郁

失眠的高血压患者，如果服用安眠药超过 10 天仍不见效，就要考虑是否为焦虑、抑郁引起的失眠。

慢性失眠（即失眠时间超过 6 个月）患者中，有 50% 以上伴有焦虑和抑郁症，需要服用抗焦虑药物、抗抑郁药物。

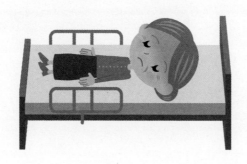

鼾睡易醒，可能有呼吸暂停

如果睡觉打鼾，而且感觉睡眠不深，白天嗜睡，则很可能是患有阻塞性睡眠呼吸暂停综合征。此病是由于上呼吸道狭窄、阻塞导致的呼吸暂停，发作时常常是口鼻没有气流通过，但胸廓、腹部却有呼吸动作。

因此，如果患者自己感觉没有入睡，或是睡得很浅，家人又觉得患者鼾声如雷，不妨在患者打鼾时，观察一下患者的胸腹部有无呼吸的动作，同时把手指放在患者口鼻前，看看患者每次的呼吸动作，口鼻是否都有气流通过。

长知识：睡眠呼吸暂停，应看耳鼻喉科或睡眠科

阻塞性睡眠呼吸暂停综合征，是指患者在睡眠时有短暂性的呼吸停止。这种缺氧状态会对心血管系统造成不良影响，是高血压、冠心病、心律失常、脑中风等多种疾病的危险因素。

如果怀疑患有睡眠呼吸暂停综合征，应到医院的耳鼻喉科，或睡眠障碍科检查，以明确诊断，及时治疗。

否则，不仅是血压一直控制不好，长此以往，还会对心脑血管造成损伤。

安眠药：新一代，不依赖

提起安眠药，许多人心存恐惧，或害怕服药后会产生依赖，或害怕药物不良反应大，担心长期服用增加心血管疾病风险。

其实，安眠药发展到现在，已经包括很多种类，不同种类对人体的影响差别还是较大的。

安定类，停药易反弹

第一代安眠药——苯二氮䓬类催眠药物，俗称安定类催眠药，临床常用的有安定(地西泮)、舒乐安定、阿普唑仑、劳拉西泮等。

服用安定类药物确实容易产生依赖，停药后失眠易反弹，所以应该在医生的指导下才能慢慢减量，减少次数。部分人长期服后可能出现记忆力下降、肌肉松弛、醒后手脚无力等症状。

新一代，白天不残留

新一代安眠药是非苯二氮䓬类催眠药物，俗称非安定类催眠药，如唑吡坦、右佐匹克隆，它们具有起效快、半衰期短、耐药性少、反弹性低的优点。

唑吡坦(思诺思)：由于半衰期短(平均 2.6 小时)，在体内不产生活性代谢产物，治疗剂量下不产生蓄积和残留作用，因此，长期服用不易产生耐受性及白天残留作用，不影响正常的睡眠结构，对精神运动与认知功能无损害，是治疗慢性失眠安全、有效的药物。推荐剂量为每日 5 ～ 10 毫克。

佐匹克隆(忆梦返)：与苯二氮草类相比，极少产生宿醉现象，不影响次日的精神活动及动作灵敏度；反跳性失眠的发生较罕见，非药物滥用者依赖性较少。

高血压患者服用非安定类催眠药更合适。

小剂量、间断服药

不过，为了尽量避免不良反应的发生，安眠药的使用应从最低有效剂量，最小剂量开始，以最小药量获得满意的睡眠；间断给药(2 ~ 4次 / 周)；短期使用(常规用药不超过 3 ~ 4 周)；逐渐停药(每天减原量的 25%)，防止停药后失眠反弹；药物疗法应与良好的睡眠习惯相结合。

正确服用，第二天不昏沉

很多人服用安眠药第二天感觉昏昏沉沉的，其实这不完全是药物的问题，而是服药时间不当造成的。

安定类药物在人体内的代谢半衰期大多超过 6 小时，多为十几小时。正确的服药方法应是晚上 11 点前睡觉，并于睡前 15分钟服药，然后在第二天的五六点左右醒来。很多失眠患者熬到凌晨一两点都睡不着时才吃药，结果第二天早上起来药效没过，就会感觉昏昏沉沉的。

PART 4 ▶
这样喝，才健康

高血压的**酒问题**

中国有"无酒不成席"的说法，因此，家人朋友聚餐，开心之际，难免会有人提议"喝一杯"。

这种情况下，高血压患者是不是有点左右为难了？喝吧，怕对身体不好；不喝，生怕扫了家人朋友的兴致。

那么，高血压患者到底能不能喝酒？

这其中的奥秘，在于度。

少量饮酒，保护心血管

也许很多人都听过类似"每天一杯红酒，保护心血管健康"的说法。

负责任地告诉您，这不是谣言，这的确是有根据的科学研究发现。近年来，人们将注意力较多地放在研究饮酒对冠心病及缺血性脑中风的保护作用上。

研究表明，少量饮酒对冠心病有保护作用，其中主要是乙醇的功劳。不论白酒、啤酒还是葡萄酒，如果所含的乙醇量相同，就会产生相同的作用。

中度饮酒，引发高血压

尽管如此，我们仍然要强调，饮酒是导致高血压发病的危险因素之一,减少饮酒在高血压病一级预防及非药物治疗中,非常重要。

流行病学研究已经证实了,中度以上饮酒(乙醇的摄入量每天多于 60 克),是高血压发病的重要因素之一。

中国人,以此为度

基因种族不同,人体对酒精(乙醇)耐受程度的差异也很大。

具体对中国人而言,国内外研究结果均表明,无论是高血压病、冠心病,还是脑中风的患者,每日摄入乙醇量都不宜超过 24 克。

乙醇量的计算公式为:乙醇量(克)=饮酒量(毫升)× 乙醇含量(%)×0.8(比重)。只要控制在这个范围,饮酒对心血管系统是有益的。

可见,饮酒量应该限制在多少,不同酒精度数的酒显然是完全不同的。

不同的酒,量要不同

所以,真要喝酒的话,不管黄酒、红酒或白酒,先把酒瓶子拿过来看看,了解其酒精度数(乙醇含量)再说。

当然,这样做未免有点刻意。尤其是在外应酬时,大多数人可能无法做到先看酒的度数,再考虑喝多少。

不过,这不意味着完全心中无数。一般来说,建议每天饮用不超过 50 毫升白酒,黄酒或红酒每天则不超过 100 毫升,啤酒不超过 250 毫升。

只要掌握了这个大概的量,应该来说,还是相对安全的。

白酒
50毫升

黄酒、红酒
100毫升

啤酒
250毫升

咖啡，能不能喝

爱喝咖啡的人越来越多，咖啡中有咖啡因，这是众所周知的。

咖啡对血压产生影响的成分，主要也是咖啡因。最关键的是，随着摄入的浓度和总量不同，咖啡因对人体产生的影响也不同。

少量喝，保护心血管

浓度适中、并且适量的咖啡，对人体大脑具有兴奋作用，可振作精神，改善疲劳；还有较弱的兴奋心脏和利尿作用。咖啡含有多酚化合物，它是强力的抗氧化剂，能使低密度脂蛋白的氧化时间延缓高达 3 倍，具有一定的保护心血管的作用。

不过，倘若加大剂量，咖啡因则直接兴奋呼吸中枢和血管运动中枢，这会使呼吸加深加快，血压上升。

一般认为，适量的咖啡并不会加重高血压病，早餐后喝一杯咖啡不会升高血压。

小知识

酒后，别喝咖啡

要注意的是，千万不要酒后喝咖啡，以免加重心脏和血管负担。另外，尽量不要喝太浓或太多的咖啡，否则会使人变得急躁或失眠，这样也易加重高血压症状。

药茶降压，先看中医

患了高血压，就要终身服药治疗。很多患者对此难以接受，总是希望能有根治的方法。

还有一些人，担心长期服药，会对身体不好，引发各种不良反应。

因此，不少人寄希望于中医，想着能否通过中医中药的治疗，或者长期喝某些药茶，以达到降压的目的。

雪菊，降压没奇效

微信朋友圈里，曾经兴起一股"雪菊保健热"。

由于颜色艳红，雪菊又叫"血菊"，新疆维吾尔民间以野生雪菊代茶饮，认为其有降血压、降血脂的功效。

雪菊说到底，就是菊花的一种，所具有的辅助降压功效，也必少不了菊花的共性。

雪菊来自新疆昆仑山，这些在海拔 3000 米以上高原地域生长的菊花，会比低海拔地区的菊花抗缺氧性更高，因此雪菊在药性上会更加偏凉，但差别不是特别大，不用刻意夸大雪菊的降血压功效，其他品种的菊花都有降血压这个共性。

菊花茶降压，更适合年轻患者

菊花是医生们常用的中药。《本草纲目》中记描述：菊花性味甘苦、凉，具有疏风清热、明目解毒的功效，主治头痛、眩晕、目赤、心胸烦热、疔疮、肿毒。

可见，菊花有清肝明目的药用效果，因此如今在临床上常被用于治疗头痛、高血压、患者的眩晕、某些眼部疾病等。

菊花性凉，所以对体质偏热的年轻力壮的高血压患者，可能会更适合。这些患者通常会有头晕、脑涨、头胀、眼睛容易发红、眼睛分泌物多、视物模糊、眼睛干涩等症状。

当然，通过中医辨证诊治，判断是属于肝阳上亢、肝经有热的高血压患者，就可以服用菊花引热下行，把血压降下去。

脾胃不好，别喝菊花茶

如果高血压患者体质比较虚寒，大便稀烂，就不适合服用菊花等寒凉之品。

尤其一些老年的高血压患者，喝了菊花茶，反而容易引起头晕、大便稀烂，甚至腹泻。

如果确实想试一试菊花茶，建议也别从性质更寒凉的雪菊开始。最好从普通的杭菊开始，并且要边喝边观察。

喝了以后，感觉通体舒泰、神清气爽，那就说明体质合适，日常饮用没有太大问题。

但如果喝了菊花茶以后，有头晕、胃痛、胃胀、胃口变差、便溏等各种不适，就要减量或者停止服用。

没有一种药茶适合所有高血压

中医讲究辨证论治。同一个症状，比如头晕，要先辨别是实证还是虚证，是肝阳上亢，还是气血不足，又或者水饮内停等等。

也就是说，同样的身体不适，或同一种病，可能是不同的证引起的。不同的证，所用的药物、治疗方向可能大相径庭。

因此，即便同是高血压，别人喝了某些药茶能降压，也不代表适合自己。

套一句流行的话说："（药方）照抄有用的话,还要医生干嘛？"

要知道,没有哪一种药茶,是适合所有高血压患者的。

喝药茶,先问问中医

高血压患者想通过中医中药调理身体,一定要找有资质的中医师,了解自身的情况后,再明确能否长期喝某些药茶。

别以为就是一杯茶而已,又是些常用的草药。

俗话说,是药三分毒。如果它是一种药,真有调理身体、治病的作用,服用不当自然就会对身体有伤害。

如果你觉得它没什么多大的作用,为何又要指望它能治疗高血压呢？

甲之蜜糖,乙之砒霜。药茶饮用不当,极有可能对身体造成更大的伤害。

PART 5 ▶
这样补，才有效

维生素片，适当补充

现在很多老年人，家里总有子孙们孝敬的各种营养补充剂和"补品"，例如复合维生素、蛋白粉、人参、燕窝等等。

其中的补品，其组成的物质基础，大多是中医认为有补益作用的食材，如党参、高丽参、西洋参、当归、燕窝等。

那么，患高血压的老人家，能否进食这些营养品和补品呢？

答案不仅和患者的进食习惯相关，还需要结合其个人体质考虑辨证。

首先要强调的是，能从天然食品中摄取我们身体所需的营养素，当然是最理想不过的。如果天然食品无法满足我们对某种营养素的需求，那我们可以选择一些强化食品，比如中国人缺碘的情况比较普遍，此时我们就需要加碘盐。

老年人，饮食简单，营养不全面

很多老年人都是"留守人士"，家里就只有老两口（子女出门打工，或者已分家）。这种家庭人口结构决定了他们的食物构成根本无法多样化。加上他们大多比较节俭，不讲究食物的搭配，随随便便吃一顿，根本无法做到营养健全。

可是，要想做到不缺乏维生素和矿物质，按中国营养学会的建议，每人每天要摄入 200 ~ 400 克的水果，300 ~ 500 克的蔬菜。这样的标准,别说老人家,就是许多年轻人都没有做到。

同时,老年人的牙齿不好,做菜时常会把一些蔬菜瓜果煮得很熟很烂,在烹饪过程中,蔬菜中含有的维生素和矿物质等就会大量丢失。

选复合维生素,更理想

考虑到这些因素,老人家适当进食一些维生素、矿物质的补充剂,是健康而且有意义的。市面上大多数维生素制剂的含量,是根据营养学会的推荐量为标准生产的,而推荐量离人体的最高限量还有一定的距离,所以,大可不必担心补充过量的问题。

维生素补充剂有单一的(如维生素 A、维生素 C、维生素 E 等),也有复合的维生素矿物质制剂。如果能够知道自己缺乏哪种维生素当然最好不过,这样就能有针对性地进行补充。但一般情况下,人们无法判断自己缺乏哪种维生素或矿物质,所以选择复合制剂是比较符合实际情况的。

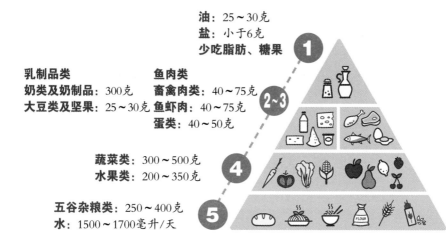

油:25~30克
盐:小于6克
少吃脂肪、糖果 ①

乳制品类   鱼肉类
奶类及奶制品:300克   畜禽肉类:40~75克 ②~③
大豆类及坚果:25~30克   鱼虾肉:40~75克
蛋类:40~50克

蔬菜类:300~500克 ④
水果类:200~350克

五谷杂粮类:250~400克 ⑤
水:1500~1700毫升/天

中国人的膳食宝塔(2016年版)

血压稳定，再食人参

一般来说，高血压患者若无气虚体弱之状，体质尚佳，皆不宜食人参。

若收缩压超过 180 毫米汞柱，出现头昏、头胀、头痛、性情急躁、面红目赤之时，则更不宜服食人参。

即便在血压稳定时（收缩压 140 毫米汞柱以下、舒张压 90 毫米汞柱以下），也要视情况而有选择地服食人参。

> **虚寒体质者**　患者通常有畏寒、四肢不暖、精神疲倦、懒言、夜尿清长、五更泄泻等表现，这种情况可选野山参或红参服食。

> **气弱兼虚火者**　患者有潮热、汗多、口干咽燥、神疲乏力、呼吸短促、说话声音小、不想说话等，可选生晒参或移山参。

> **阴虚火旺者**　患者有潮热、盗汗，同时有失眠多梦、五心烦热等，可选西洋参。

长知识：不同"参"，不同用

野山参　经过多年自然生长，功效特别强，可大补元气，具有强心安神等作用，对严重的心血管病、术后体质极度衰弱及垂危患者等有特殊功效。但因其珍贵难得,临床有时会用移山参代之(移山参即栽培的野山参,用冰糖汁灌制,药效较野山参弱,适合气阴两亏者)。

生晒参 即移山参不用冰糖汁灌制而晒干者,性微凉、既可补气又可生津,对气阴两虚的老年人,体质虚弱、高血压和糖尿病等患者也合适。

有些细小的移山参,晒干后叫皮尾参,能益气养阴,可替代西洋参。

红参(石柱参) 人工栽培而得,是经过蒸煮的人参,香味较浓,色暗红。功效较移山参强,能补气温燥,适用于气虚及阳虚体弱者。红参的小枝和根须叫"红参须",作用较红参弱。

高丽参 又叫别直参,产于朝鲜,形似红参但较大,性味和作用都较红参强。

西洋参 又称花旗参,西洋参性凉,味苦微甘,有养阴清火、生津液、滋肺肾等功效,故需清补者,或虚火盛者宜用。

调补,一周一次

人参的常用量为 1.5 ~ 3 克,服用方法可选择煎汤服用、隔水蒸服、切片泡茶、切片含服、炖汤服食(用肉汁来炖)。服用时间最好安排在白天,但若在服用降压药后再服人参,应相隔最少 2 小时。

服食人参时,尽量不要和抗凝剂、强心苷、镇静剂等共同服用,否则可能与药物产生拮抗或协同作用,导致一些不良反应的发生。

高血压患者如果仅用于调补,必要时可每 5 ~ 7 日服 1 次人参,不必连续每天服用。长期过量服用人参,可能会引起食欲减退和腹胀泄泻,使人变得易激动、烦躁、失眠,血压升高、水肿、皮疹,甚至精神错乱等。

PART 6 ▶
日常注意这些事

盛夏吹空调，血压忽然高

夏天气温炎热，人体血管随着环境温度的变化，较冬天舒张。

因此，高血压患者，一年四季中，夏季的血压情况一般是最为理想的，有些人甚至在夏季可以减少降压药的用量。

出入空调房，血压低又高

不过，随着室内空调的大量使用，高血压患者在夏季出现血压飙升、脑中风等的比率却是增高了。

这是因为，从炎热的室外突然进入到凉爽的空调环境中，尤其是室内外温度相差大于 5 摄氏度时，皮肤的毛细血管会因受冷刺激而收缩，导致血压上升。

如果频繁地出入有空调的环境，血压就可能因此忽高忽低，从而造成患者不适。

血液黏稠，引发脑中风

另外，有统计资料显示，一年四季，有两个中风的高峰期，即气温在 0 摄氏度以下的寒冬，以及在气温超过 32 摄氏度的盛夏。

当气温升到 32 摄氏度以上，特别是相对湿度达到 70% 以上时，人体的体温主要靠汗液的蒸发来调节。

　　出汗多,水分大量流失时,如果没有及时补充水分,血液就会变得黏稠,流动减缓,容易形成微小血栓。微小血栓堵塞脑血管,就会引起脑梗死,即"缺血性中风"。

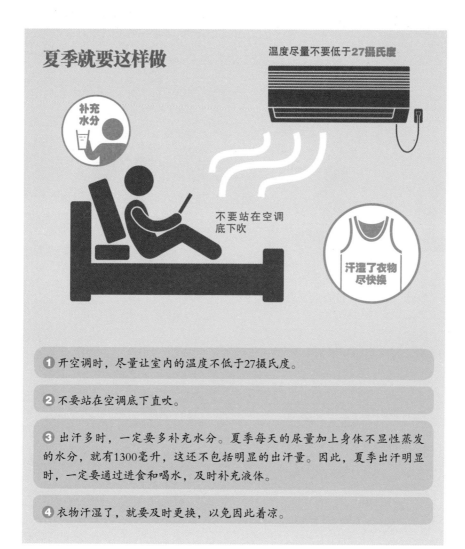

夏季就要这样做

温度尽量不要低于27摄氏度

补充水分

不要站在空调底下吹

汗湿了衣物尽快换

❶ 开空调时,尽量让室内的温度不低于27摄氏度。

❷ 不要站在空调底下直吹。

❸ 出汗多时,一定要多补充水分。夏季每天的尿量加上身体不显性蒸发的水分,就有1300毫升,这还不包括明显的出汗量。因此,夏季出汗明显时,一定要通过进食和喝水,及时补充液体。

❹ 衣物汗湿了,就要及时更换,以免因此着凉。

排便问题，很影响血压

高血压患者，在厕所里容易发生脑中风和心肌梗死，便秘往往是其中一个危险因素。

高血压患者应该注意这些

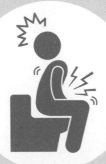

不要用力排便

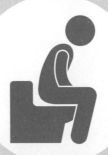

坐着比蹲着好

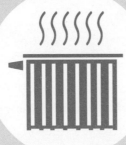

冬天增加保暖设施

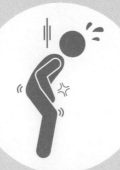

不要憋尿

避免便秘

无论血压正常与否,排便用力时都会使血压迅速升高,并在短时间内会出现反复波动。用力过度,血压的变化就会更加激烈,就有可能使大脑和心脏发生问题。所以,高血压患者要尽量避免便秘,上厕所时也不要太用力。

而且,老年人最好不要蹲着大便,因为这样不仅费劲,在用力之时,还会使血压上升更明显,并使胸腔内压急剧上升。

由于血压对气温的变化较为敏感,因此,冬天在厕所里可增加保暖设施,使厕所温度保持在 18~20 摄氏度。坐便器也可用布包上,避免直接坐在冰冷的硬座上。

也不要憋尿。憋尿会使膀胱壁处于紧张状态,引起血压升高,而为了使血压下降,毛细血管就会扩张。排尿时,膀胱解除了膨胀的状态,血压下降,但此时毛细血管仍旧扩张,就会引起排尿后血压迅速下降,严重时会致人晕厥。

便秘可以这样做

中老年人因饮食习惯的改变,饮水量相对减少,活动量也随之减少。加上内分泌改变,导致身体各脏器功能下降,肠蠕动减弱,容易患便秘。

便秘可加重高血压病情,增加心脏的负荷,因为用力排便会使氧耗增加,心跳加快。

要避免便秘,平时可以这样做。

❶ 平时多吃水果和含维生素的食物，以保持大便通畅。

❷ 没有糖尿病的患者，若出现便秘，每天清晨可以用温开水冲20毫升蜂蜜喝。

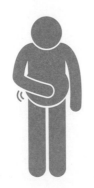

❸ 适当按摩腹部，以促进肠蠕动。手法是：用右手的掌侧绕肚脐，按顺时针方向圆圈式按摩；按摩时用力要适度，呼吸自然。按摩腹部还可增加胃肠内壁肌肉的张力，使胃肠等脏器功能活跃，从而加强对食物的消化、吸收和排泄，显著改善肠道的蠕动功能，预防和消除便秘。

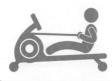

❹ 多运动，充足的全身运动，能增强胃肠蠕动，从而改善便秘。

吸烟，伤血管、升血压

高血压患者应及早戒烟。这是因为，每一口烟气中，含有 100 多万个自由基。自由基是一种有害物质，它会攻击组织和细胞，导致其损伤、功能受损。

吸烟会损伤血管内皮、影响人体的脂质代谢、促进血管动脉粥样硬化的形成；同时，吸烟会加快心率、升高血压，甚至诱发心律失常；吸烟还会阻碍血红蛋白与氧的结合，造成组织缺氧，等等。

戒烟使心血管获得的益处，几乎是立竿见影的。研究已经证实，戒烟 24 小时内，戒烟者的血压和心率就有明显的降低。

吸一支烟，减寿 11 分钟

现今危害人类健康、导致人类死亡的首位原因，不是令人闻风丧胆的癌症，也不是把人群成片成片撂倒的传染性疾病，而是你万万想不到的——吸烟。

据估计，吸烟每年造成约 500 万人死亡。如果按现在的情况继续发展下去，到 2030 年，吸烟将造成每年 800 万人死亡，并且这些人主要集中在低收入和中等收入的国家。

长期吸烟会明显减少寿命，若一人吸一辈子烟，那么他的寿命将减少约 10 年，据此推算，相当于每吸一支烟，平均减少寿命 11 分钟。

吸烟不是坏习惯，是病

应该说，很多人都尝试过戒烟，但不少是以失败告终的，这点其实不能完全责怪吸烟者"没定力"。

因为，以往吸烟被认为是一种坏习惯，现在更倾向于认为，吸烟是一种病，一种慢性成瘾性疾病。

有专门的戒烟门诊

全国很多三甲医院，都已经开设了专门的戒烟门诊。

统计显示，约 70 % 的戒烟成功者，是由医生的劝告实现的，即便是很简短的医生建议，也会使戒烟率提高 1 倍。

可见，想要戒烟者(或家属)，不妨抓住每一次和心血管(或呼吸科)医生见面的机会咨询戒烟问题。

医生否定的回答，加上患者就诊时的明显不适，会让吸烟者在那个瞬间痛恨香烟，从而更坚定戒烟的念头。

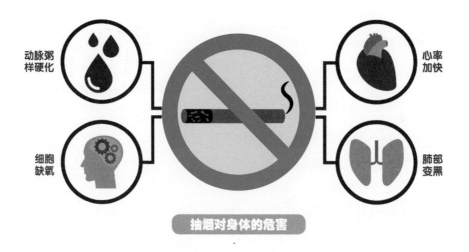

动脉粥样硬化

细胞缺氧

心率加快

肺部变黑

抽烟对身体的危害

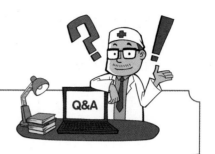

经典答疑

◆长期服用避孕药,容易患高血压吗?

问:家里的长辈有好几个发生过中风,医生说我是高危人群,建议我不要长期服用避孕药,否则会增加高血压发病风险,是这样吗?

答:避孕药的成分以人工合成的雌激素和孕激素为主,按成分可分为两种类型:一类是雌、孕激素合剂,另一类是纯孕激素制剂。

其中,含有雌激素的避孕药可使服用者的血压升高,这主要与其引起人体内水钠潴留有关;另外,这类药物还会刺激生成一些收缩血管的物质,因而长期服用可能引起血压升高。

不过,避孕药对血压的影响是随服用时间增加而增强的。若服用事后避孕药或短期服用避孕药,则对血压的影响较为轻微

长期服用避孕药所致的高血压,发病率为 5%~20%,尤其在肥胖、年龄较大、吸烟,并有糖尿病、高脂血症的人群中比较容易发生。

高血压病是促进心脑血管疾病发生的危险因素,所以,对家族有冠心病、脑中风病史及吸烟的人而言,最好不要服用避孕药,以免增加这些疾病的发生概率。

◆高血压患者可以喝可乐吗?

问:听说高血压患者不能喝可乐,因为可乐含有咖啡因,会引起血压升高,使病情加重。是这样吗?

答:这种说法是不科学的。虽然可乐中确实含有咖啡因,但并不是喝了就一定会引起血压升高,导致病情加重。

尽管大量研究表明,咖啡因会引起血压的变化,但是否会发生血压变化,与咖啡因的摄入量密切相关。一般来说,可乐仅含微量咖啡因,除非患者一次大量喝入,否则对其血压不会有特别的影响。而且,咖啡因作用的时间短,为一个小时左右,因此不会长期影响患者的血压,也不可能使患者的病情加重。

同理,对于其他含咖啡因的饮料或食物,包括茶、咖啡、巧克力等,患者只要把握好摄入量(避免一次大量摄入),即可放心食用。

◆高血压患者能饮牛奶吗?

问:为了保证优质蛋白和钙的摄入,我每天都会喝一瓶牛奶,不过牛奶的脂肪含量也不低,请问这会影响血压的控制吗?

答:牛奶富含优质蛋白,营养价值很高,是人体补充优质蛋白、防治骨质疏松症的理想饮品。此外,高血压的发生与血钠、血钙比例是否均衡有关。当一个人血钠过高,而血钙又很低时,其血压就会明显上升,此时若进食含钙较多的食品,就能使血压趋于稳定。

牛奶中钙含量极为丰富。据测定,每100克牛奶的含钙量高达120毫克,且易于被人体吸收利用,所以,高血压患者饮用牛奶对稳定血压是有利的。由于高血压患者常合并动脉硬化,而普通牛奶中所含的脂类可能会加重动脉硬化,甚至使血压升高,有人就主张不喝牛奶,这是以偏概全。为避免过多摄入牛奶的脂肪成分,高血压患者可选择脂肪含量低的脱脂牛奶。

◆高血压患者能否献血？

问：每次听到血库告急，就想去献血。可惜医生说我有高血压，不能献。请问血压已经控制在正常范围了，是否可以去献血？

答：出于对献血者的保护，我国红十字会要求献血者的血压必须在 90～140／60～90 毫米汞柱的范围，且脉压大于或等于 30 毫米汞柱。

由于献血会使血压稍稍降低，当收缩压（高压）过低时，易发生晕厥，故收缩压低于 90 毫米汞柱的人不宜献血。

而高血压患者献血时，心脏的冠状动脉易发生痉挛，可能会引起暂时性缺血，导致心绞痛；且高血压患者多合并有血脂异常，常有血流或血管异常，献血后血压下降、血流减慢，可引起血栓形成，易发生心肌梗死等意外。所以，高血压患者也不宜献血。

高血压患者通过药物将血压控制在正常范围之后，也是不能献血的。因为如果血管本身的调节异常没有改变，就算血压已经稳定，献血引起的血压波动也容易引起心血管危症。另外，如果血液中含有降压药，对受血者也有影响。

小结

1.每人每天3~5克盐，足以。

2.吃盐多，降压药减效。

3.越肥胖（男性腰围≥90厘米，女性腰围≥85厘米），血压越"涨"。

4.胖小子，高血压风险大100倍。

5.吃多了，就要动得多。

6多做有氧运动，血压降得稳。

7.失眠赶紧治，不然血压难调控。

8.药茶降压，不是人人都合适。

9.大便别用力，便秘要解决。

10.进补有学问，滥吃易遭殃。

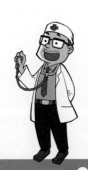

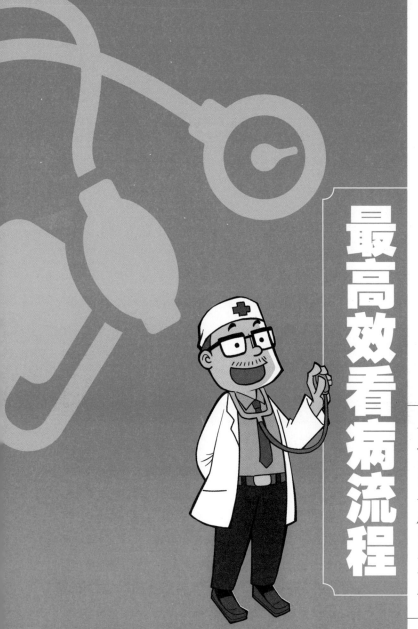

最高效看病流程

聪明就医篇

PART 1 ▶
聪明就医,少走弯路

首诊,要到心内科

　　高血压患者,尤其是首诊的高血压患者(刚发现血压升高),最好选择去正规大医院的心内科就诊。

　　正如前文所述的,发现血压高,不一定就是高血压病。到大医院心内科就诊,专科医生会有明晰的诊断思路,这样能降低高血压病误诊、漏诊的概率。

　　其次,即便真的是患了高血压病,也还要明确是原发性高血压还是继发性高血压,这两者的治疗思路、治疗方法也完全不同。

专科医生,不光看血压多高

　　虽然绝大多数的高血压患者,经过医生的判断,都是原发性高血压。但是,一名专业的心内科医生,他会在看你血压数值多高的同时,了解你有无家族史、吸烟史等,并且判断你发生心血管事件的危险性有多高,从而为你选择必要的检查,如心脏彩超、心电图、眼底检查等等。

　　可见,如果在发现血压升高时,首诊没有选择正规大医院的心内科就诊,不排除出现糊里糊涂"被高血压"的情况,并且在随后的日子,吃着可能不是最合适你、甚至是不需要吃的降压药。

全面检查,选最佳用药

大医院还有较好的设备条件,比如彩色 B 超、磁共振检查等。有些患者虽然刚发现血压升高,但实际上他患高血压已经多年,不排除有靶器官(心、脑、肾等)的损害。如果能做相关检查,就能为患者量身订制最佳的治疗方案,比如有心脏损害的,就给患者选择既能降压,又能保护心脏的药物。

当然,对于那些已经经过大医院专科门诊确诊,高血压的诊断及治疗方案已基本明确,并且血压控制得比较理想的患者复诊时,就可以不用再去大医院。

贴心提示:与专科医生建立密切联系

一个聪明的患者,可以选择一位自己信任的专科医生,并与其建立长期密切的联系。这样既有利于医生掌握自己的病情,也便于患者有什么问题能随时咨询,并得到正确的指导,而省去为一点小事老跑医院的麻烦。

小 知 识

普通号还是专家号

初诊患者最好是挂专家号,进行一次全面而系统的检查,这样可以明确自己究竟有没有高血压病,属于原发性还是继发性,有无高血压的并发症,严重程度如何,最后,再由专家制订一个个体化的治疗方案。

如果血压控制比较稳定,那么常规性的复诊取药,则不必挂专家号,挂普通号即可。

此外,当高血压患者遇到一些特殊情况(如头痛、血压波动较大、胸闷不适、手术或妊娠期间等)或出现急危重症(高血压脑病),或是病情复杂恶化,也应挂专家号或请专家会诊。

常用预约挂号方式一览（广东省）

广州市卫生局统一挂号平台： http://www.guahao.gov.cn。
医院官方网站： 部分医院官网开通预约功能，一般在医院网站首页。
第三方网络挂号平台： 健康之路、挂号网、医护网等。

健康之路： 400-6677-400。
电信： 114。
移动： 12580。

医院微信公众号： 关注就诊医院微信公众号服务号便可预约。
打开微信APP**"微信→钱包→城市服务→挂号平台"。**

打开支付宝APP**"支付宝→城市服务→挂号就诊"。**

目前仅有部分医院开发了相应APP。
第三方挂号APP及其微信公众号、微医APP及其微信公众号、160就医助手APP及其微信公众号、翼健康APP及其微信公众号。
不同服务平台号源不一，可作不同尝试。

各医院门诊预约挂号人工服务台方式与一般现场挂号相似。
各医院门诊**挂号自助机：** 需要注册或办理诊疗卡，兼具付款以及验单查询功能。
"微导诊" 现场扫码预约。

需要复诊的患者可以现场让**医生预约**下一次就诊时间。

预约挂号，你该知道这些

挂号方式多样选

　　利用各种各样的互联网或移动互联网工具进行预约挂号，不仅会节省大量排队挂号的时间，一些难得的号源也有更大的机会获得，而且，预约方式通常可以具体到时间段，可以更自由地安排就医，减少与工作生活的冲突。

预约挂号要注意的问题

　　●注意医院号源放出的时间，不同挂号平台会有不同的放号时间，错过这个时间段，一些抢手的号源会更难得到。

　　●注意不同预约方式的有效预约时间，如提前一周或两周。

　　●知晓不同预约方式的服务时间。部分网络预约是 24 小时，也有一些夜间停止（ 12:00~07:00 ）服务。

　　●不要爽约。如有特殊情况，要提前取消。

　　●有不同院区的医院，预约时应该看清楚医生出诊地点。

　　●一些预约方式仅支持有该院诊疗卡者，初诊者可以尝试别的方式。

　　●如果是首诊患者或是需要全面复查的患者，由于可能需要检查血糖、血脂、肝功、肾功、血流变、腹部 B 超等多项指标，就应当空腹去医院。建议就诊前一天晚 8 点起禁食，就诊当天选择 8:00~9:00 时段空腹就诊。

　　●复诊的目的如果只是取药，可以在家正常服药和进餐之后再去医院。

●对自己病情变化的新情况,如视力模糊、手足发麻、心慌出汗等以往没有的症状,何时出现,应做好详细记录。

就诊前要准备的资料

1. 病历。保存好过去的门诊病历,切不可看一次病换一本病历。

2. 收集每次做的辅助检查,如眼底检查、心电图、B 超等,切不可因检查结果正常而扔掉,因为随着病情发展,有些检查可能出现问题,完整的检查资料可以提供病情何时变化的准确时间。

3. 收集相关的化验资料,如血糖、血脂、糖化血红蛋白、尿糖、尿蛋白、尿酮体等化验资料。

4. 血压监测数据。准备好自己在家中监测的血压数据。

5. 住院病历。如曾因病住院,一定要把住院病历,以及心电图、胸片、心脏彩超、眼底检查等重要检查结果复印一份,这样不仅能为医生提供参考,还可避免不必要的重复检查,省钱省事。

6. 用药情况。把自己目前的用药情况告知医生,可写在纸上。说不清药名时,可将药盒一起带来,医生一目了然。

提高门诊就医效率的5个技巧

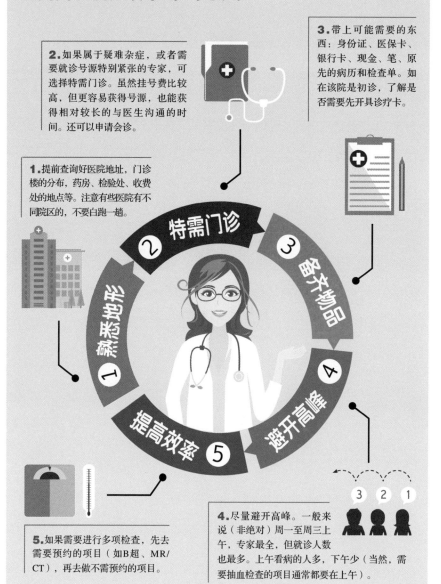

2. 如果属于疑难杂症，或者需要就诊号源特别紧张的专家，可选择特需门诊。虽然挂号费比较高，但更容易获得号源，也能获得相对较长的与医生沟通的时间。还可以申请会诊。

3. 带上可能需要的东西：身份证、医保卡、银行卡、现金、笔、原先的病历和检查单。如在该院是初诊，了解是否需要先开具诊疗卡。

1. 提前查询好医院地址，门诊楼的分布，药房、检验处、收费处的地点等。注意有些医院有不同院区的，不要白跑一趟。

5. 如果需要进行多项检查，先去需要预约的项目（如B超、MR/CT），再去做不需预约的项目。

4. 尽量避开高峰。一般来说（非绝对）周一至周三上午，专家最全，但就诊人数也最多。上午看病的人多，下午少（当然，需要抽血检查的项目通常都要在上午）。

如何与医生**高效沟通**

　　如果你选择在大城市的大医院就诊,不管之前预约挂号以及排队候诊花了多少时间和精力,但当你进入诊室,能与医生面对面交流的,也可能仅仅只有几分钟的时间。这是暂时无法改变的事实。

　　你能做的,就是如何利用这几分钟,与医生之间完成最有效的沟通。而这很大程度,取决于你的准备。

医生会问的问题,你会准确应答吗

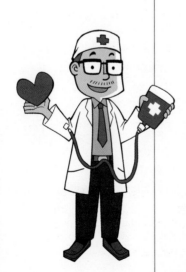

◆**一般情况**:

年龄、性别、体重（是否超重）;

平时饮食特点,吃得咸不咸,油不油腻,有无饮酒、有无吸烟等;

平时工作特点,是否压力大;

家族情况,如父母、兄弟姐妹等直系亲属有无高血压、糖尿病、脑中风病史。

◆**发病情况**:

什么时候开始,发现什么样的不适（比如有无头晕头痛）,具体的感受,以及持续的时间。

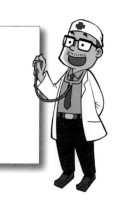

◆ **其他疾病情况：**

是否有糖尿病、高血脂、肾病等疾病。

平时是否常用什么药。

是否经历抗肿瘤治疗。

还有些问题，你在就诊前需要准备好答案，或者列一张清单：

● 发病时以及发病后是否接受过治疗，什么治疗，以及治疗效果。

● 是否还有其他疾病？为了治疗这些疾病，是否服药？什么药？（如难以记录，可以带上瓶子或者说明书，或事先记录好服药情况。）

● 既往是否做过检查，检查报告是否还在？（收集好，并按时间顺序排好装订，不要随意折叠，以免在就诊时翻找。）

● 自己迫切想问的问题，比如现在情况有多严重，有无心脏、脑血管、肾脏等重要器官的损害。

回答医生问题的技巧

站在医生的角度，医生判断病情的需要获得患者的"主诉"和"病史"，前者指的是迫使你就医的最重要感受或病情，以及这种情况持续的时间；后者则是较详细而有针对性地叙述此次发病的经过，以及既往有无生病的历史。

所以，患者回答医生的问题时，最好就是针对这两者，简明扼要陈述自己的病情。

如果实在不知应该怎么向医生说明病情，也不用太烦恼，有经验的医生会引导你讲述病情的。

记得提三个问题

一问：血压管理

患者应向医生询问：我的血压控制得如何？

二问：血糖控制

患者应向医生询问：我的血糖情况如何？

糖尿病患者的血压控制目标比普通人更为严格。如果患者有糖尿病，降糖和降压治疗同样重要。降糖达标可以有效预防心脑血管事件的发生。

三问：血脂管理

患者应向医生询问：我的血脂情况如何，是否需要服用降脂药？

高血压患者的血脂调节应以降低"坏胆固醇"——低密度脂蛋白胆固醇(LDL-C)为首要目标，其控制目标是低于 2.6mmol/L。LDL-C 超标的患者应尽早服用调脂药物。

走出诊室前，"明确"三点

1. 明确目前自己的各项化验检查是否达标。
2. 明确是否出现并发症或原先的并发症是否加重。
3. 明确自己下一步的处理意见。

对照处方核对药物

取回药物时，要逐一核对是否有误，记清楚剂量、用法，有不清楚的随即问明白，以免用药时犯糊涂。

PART 2 ▶
聪明测压，重于用药

医生测的血压，**不是唯一标准**

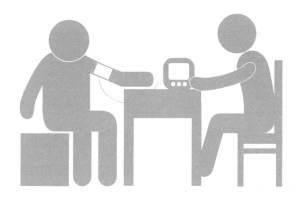

　　高血压是个常见病、多发病，目前我国有超过 2 亿的高血压患者。应该说，高血压并不是难治奇症。

　　但是，仍然有很多医生，甚至是心血管科的医生，都看不好高血压病。

　　这其中的原因，和人们对血压测量的一些错误认识有密切关系。

错以为医生量的血压才准

　　患者和医生都容易犯这个错，就是"迷信"医生量出来的血压值

（也称"诊室血压"）。一旦出现诊室血压和家里（平时）量的血压数值不一，就会想当然地认为家里量的血压不准确，不能作为患者血压情况的参考。

殊不知，诊室血压测量值和家庭自测的血压值，其重要性是同等的，是不能相互替代的。

有人一见医生，血压就飙高

有些人，平时的血压一直很正常，但是一到医院（诊室），就会特别紧张，量出来的血压比平时明显要高得多（超过正常值范围），这就是俗称的"白大衣高血压"；另外一些人则相反，他们在医院检查时，血压值是正常的，但在家里测量时，血压却经常超过正常值范围，这种人就属于隐匿性高血压。

据统计，在所有高血压患者当中，约有 20% 的人是"白大衣高血压"；而在正常人群中，则有 10%~20% 患了隐匿性高血压。

诊室血压，有时间、空间局限性

因此，诊室血压只是患者某一个时间点的血压值，它有时间、空间的局限性，是不能代表患者总体的血压情况的。

某一次的诊室血压正常，并不意味着患者的血压控制得很好（或者没有高血压）；同样道理，某一次的诊室血压值很高，也并不意味着患者的血压没有控制好。

要想正确判断患者的血压情况，必须同时参考多次的家庭自测血压值和诊室血压值。

家庭自测血压，不仅可以避免给白大衣性高血压的人进行降压治疗，还可以及时发现隐匿性高血压，使其得到治疗，有效降低其心血管疾病风险。

老人牙龈出血，当心高血压

老年人突然出现牙龈出血，要警惕是否跟高血压有关。

临床数据显示，心脑血管系统疾病患者的牙龈炎、牙周炎的患病率高达 90%。中老年人高血压导致牙龈出血很常见，而且多在夜间发作，发病时牙龈会持续、甚至大量出血。

之所以会发生牙龈大量出血，一方面是患者可能有慢性牙龈炎，血压升高导致炎症部位毛细血管壁破裂；另外，高血压病可引起微循环功能、凝血功能障碍，从而出现出血症状。

需要指出的是，这种牙龈出血多出现在高血压病首次发作、血压不稳、未坚持服用降压药，或者是患高血压又同时接受抗凝治疗（服用阿司匹林、华法林、波立维等药物）的冠心病患者身上。

高血压性牙龈出血是完全可以避免发生的，关键在于通过定期体检，早期发现血压的异常，并及早进行干预。

自测血压，**更重要**

目前我国高血压的总体情况是：患病率高（18 岁以上成年人高血压患病率 18.8％），知晓率低（30.2％），治疗率尚可，但控制率极低。

吃了降压药，仅 1/4 血压达标

据统计，在知道自己患有高血压的人群中，有服药治疗的占81.8％。可惜的是，这些接受治疗的患者，其血压能得到很好控制的仅占 24.4%。

高血压的知晓率低、控制率低，最核心的问题是：患者不测或很少测量血压。

降压药，不是吃了血压就正常

不测血压，直接导致人们不晓得自己的血压高不高。有的高血压患者甚至认为，吃了药，血压肯定会降至正常。

可见，在患者不清楚自己血压情况的前提下，是无法做到良好降压的。

诊室血压，只是瞬间的数值

很多患者对自己血压的了解，仅限于医院门诊测量的血压值，以及街边的免费测量结果（准确程度有待考证）。

事实上，在医院门诊测量的血压，只代表测血压一瞬间的血压情况,并不能真实反应患者整体的血压情况。

以往,高血压的诊断,以及是否要调整用药等的依据,基本上是根据医院测量出来的血压值。

不过,现今我们更强调的是,要了解家庭自测的血压值。

家庭血压,更有参考意义

家庭自测血压包括在家庭、工作场所等非医院环境下测量的血压。

一方面,是因为高血压患者大部分时间并不在医院,可能 1 个月内只有 1~2 次到医院测血压。如果患者寥寥数次的医院测量血压值达标,但实际上日常在家里的血压值并不达标,那患者的长期风险并没有降低多少。因此,从长远考虑,要更重视家庭自测血压。

另一方面,强调家庭自测血压,让患者自己更加积极地参与到降压管理中去,增加患者治病的积极性。而积极性是有效治疗疾病的关键。

贴心提示:早上测压,要在服药、进餐前

需要注意的是,一天之内,人体的血压会发生一定的波动,大多数人清晨 6-10 点间血压会明显升高,下午 4-6 点血压也会比较高。

所以,一般建议在清晨 6-10 点左右量血压,也可以在下午 4-6 点时加测 1 次,这样更容易发现隐匿性高血压。

早上测压应在起床后进行,并且最好是在服用降压药物、进食早餐之前进行,因为进食有时会显著影响血压。

晚上测压,则建议在晚饭后、洗浴后、服药后,或测量就寝前血压。

这样做，
血压才测准

家庭血压监测一般建议采用上臂式血压计进行，测量血压的条件应该和在诊室测量血压时大致相似。

量血压应该注意这些

 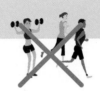

① 测血压前30分钟内，不要运动、吸烟和饮咖啡。

② 上个厕所，排空膀胱。

③ 选张有靠背的椅子坐下，休息至少5分钟。

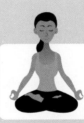

④ 平复心情。

⑤ 两腿放松、两脚落地（不要跷二郎腿）。

⑥ 可以取仰卧位或坐位，手臂伸直，放松，手掌心向上，不要握拳，肘部与心脏处于同一高度。

⑦ 将袖带紧贴皮肤缠绕于上臂，袖带的下缘距离肘窝3厘米。

 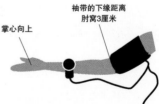

掌心向上

袖带的下缘距离肘窝3厘米

测血压,选哪只手

关于测血压,比较细心的患者,最纠结的一个问题是——选左胳膊还是右胳膊?

当然,也有很多患者对此不以为然,通常是哪只手臂方便就量哪只。那么,测量血压,到底该选择哪只手臂?这个问题需要较真不?其实,每个人左右上肢的血压会有一定差异,但差异最多不会超过20毫米汞柱。因为右上肢肱动脉从主动脉直接延续而来,较少分支,右上肢血压一般略高于左上肢,所以,临床上常推荐测量右上肢血压。

不过,世事无绝对。由于个体差异,有些人可能左上肢血压偏高些。因此,建议在第一次量血压时,把自己两侧手臂的血压都测一下,看看自己是哪个胳膊的血压高些,选择血压偏高的一侧作为监测血压的部位。当然,也有一些人两侧手臂的血压值比较接近,那两只手臂自然都可以用来监测血压啦!

总的来说,还是建议患者选择固定的某一侧胳膊监测血压,这样得出来的数据才更有参考意义。

血压计,不要选腕式的

目前可以做医疗诊断用的血压计主要有两种。一种是水银血压计,另外一种是电子血压计。

水银血压计出现早,用得多,但老百姓一般无法操作准确。

建议使用电子血压计,只要绑上袖带,按一个按钮,十几秒后就会出现确切的血压值。要强调的是,不推荐腕式血压计,因为其测量结果不稳定。

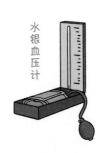

水银血压计

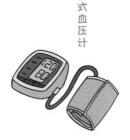

臂式血压计

腕式血压计

　　需注意的是，即使是上臂式的电子血压计，购买时也要留意配备的袖带大小是否适合测量者的上臂粗细，肥胖患者应该用大号袖带。

　　另外，电子血压计最好每半年或 1 年送回售后服务处保养校正 1 次。

给腿量血压，早防血管病

　　说到测血压，大多数人都会捋袖子、伸右臂，做好准备动作。但中老年人预防心脑血管疾病，除了勤测上臂血压以外，还应给腿部也量量血压。通过测量下肢血压，算出踝臂指数，可以帮助早期发现动脉硬化。踝臂指数是下肢血压与上臂血压最高值之比。正常比值应高于 1。若低于 1，则说明下肢有动脉硬化，应及时到心血管科就诊。比值越小，情况越严重。

　　第一步：测量下肢血压法

　　1. 采取标准仰卧位，暴露下肢，裤腿不宜过紧。

　　2. 将袖带缠在脚踝上方，测量足背动脉或胫后动脉血压。足背动脉位于足背偏内侧，胫后动脉位于脚踝内侧下方。

　　第二步：计算踝臂指数

　　测量双上臂的收缩压（高压），取其平均值。如果两侧的收缩压差大于 10 毫米汞柱，那么就以较高的值为准。然后测量双腿的收缩压，取其平均值。最后用腿部的收缩压值除以两臂的收缩压值，得出的数值就是踝臂指数。

家庭测压：3月一大测

　　既然血压的家庭监测如此重要,那么,相信大家都想知道,在家测量血压的频率如何才比较合适? 是每天测一次,还是每隔一天测一次,抑或一周测一次即可?

　　其实,家庭测压的密集程度,是要根据患者不同的状态来决定的。

初诊阶段

　　如果患者刚发现血压升高,此时不一定需要药物治疗,但要改变生活方式,少吃盐,多运动。这个阶段的血压监测应该比较密集。

　　患者需要连续 7 天测量血压,每天 6~9 点间、18~21 点间各测量 1 次(所谓的 1 次,指的是每次测压 3 遍,取其平均值)。

调药阶段

　　如果改善生活方式不能使血压降至正常,医生会根据第一周自测的血压值,结合诊室血压值,以及各种检查结果,选择合适的降压药物治疗。

　　这个阶段,患者也要如同刚发现高血压时一样,每天早晚监测血压,持续 2~4 周,并做好记录,医生会根据自测血压的情况,来评估药物的疗效,并决定是否需要更换或加减药物。

稳定阶段

　　经过 1~2 个月的观察和药物调整,大多数患者服药后的血压都能得到控制,血压比较平稳,此时就不建议频密地测量血压,否则容易"矫枉过正"。

这个阶段,一般建议每周选 1 天,早晚自测血压 1 次。当然,如果血压仍未控制好,或波动较大,则建议增加自测血压频率,如每天早晚各测 1 次,或每周自测 2~3 次。

每隔 3 个月,一次大测量

随着年龄的增长,血管弹性会逐渐下降,同时患者可能会因为生活方式的改变、情绪的变化等,出现血压的波动。

因此,高血压的"资深"患者,即便血压一直比较稳定,但还是建议最好能每隔 3 个月,就重复初始阶段的自测血压频率(即连续 7 天早晚各测量一次血压)。

如果连续 7 天下来,血压都是比较平稳的,那就可以恢复到一周一测的频率了。

特殊情况,随时监测

如果遇到身体不适,例如头晕、胸闷等,患者就不要拘束于一周一测的规律,而应随时监测血压。

除此之外,在家监测血压时,对于偶尔出现的高值,不要过分地担忧和紧张。

正如前文所说的,人体的血压值不是恒定不变的,而是在一定范围内时刻变化的,因此,如果偶尔出现一次偏高的数值,无需太过紧张,不妨找找原因,比如是否有睡眠不足、情绪激动、饮食过饱等可能影响血压的情况发生。

如果没有特殊原因,也可以第二天再测一下血压。总之,就是要记得,不要紧张,不要纠结。

贴心提示：健康人，最少一年一测

高血压是一个隐形的杀手，高血压初期，许多患者并没有什么不适，而等到发病时再关注血压就为时已晚了，所以正常人测量血压是非常有必要的。

如果年纪轻，也没有高血压的家族史（直系亲属中有人患有高血压），每年体检时量 1 次血压即可；如果是 40 岁以上的人群，量血压的频率就要相对高一点，大约每半年量 1 次。

但是如果有高血压家族史，同时生活习惯也不好，量血压就要更勤快一点。

家庭自测血压一旦超过 135/85 毫米汞柱，就高度怀疑患了高血压病，这时就应该到医院请医生进行专业的诊治。

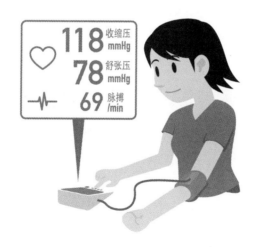

绝经后，**记得量血压**

"女人更年要'静心'，女人绝经要补钙……"类似的广告语此起彼伏。

更年期，确实给女性带来了不少问题。在关注更年期的同时，女性还要记得先量一下自己的血压。因为女性绝经后，血压可能随之升高。

女性到了 50 岁左右，卵巢功能衰退，雌激素(雌二醇)水平下降，月经逐渐绝断，高血压发病率也呈上升趋势。临床上，我们把这种在绝经(闭经 1 年称为绝经)后出现的高血压，称为绝经后高血压。

绝经后，血压波动大

绝经后高血压的特点是血压波动性较大，容易受精神紧张、体力劳动的影响，通常以收缩压升高为主，而舒张压改变较少或无明显变化。

不过，绝经后高血压作为绝经期综合征的症状之一，可能仅为暂时性；围绝经期(也称更年期)结束后，血压也可能随之恢复正常。

但我们要清楚的是，此时的高血压也可能是原发性高血压，因该年龄(50 岁左右)正好是原发性高血压的好发阶段。

遗憾的是，到目前为止，绝经后高血压与原发性高血压并无绝对的区分标准，医生唯有通过随访观察，排除其他器质性病因后，才考虑绝经后高血压。

轻度高血压，不急用降压药

正因如此，绝经后高血压的治疗原则与普通高血压基本一致。

不过，高血压的严重性与症状两者之间并无直接的相关性，我们不能根据有无症状来决定是否应该治疗，主要还是看客观的血压情况。

根据 2007 年《欧洲高血压诊疗指南》，对于轻度血压升高者（收缩压在 140 ～ 159 毫米汞柱，舒张压在 90 ～ 99 毫米汞柱），可先不急于使用降压药，而选择一些调节性的药物（如睡眠和神经功能调节药）。

我们可以先观察 3 个月到半年，待更年期症状缓解后，血压有可能会降下来。

中重度高血压，及早服用降压药

应提醒的是，情绪不稳定也是引起围绝经期高血压的重要原因之一。所以，患者要注意保持情绪稳定、生活规律，保证良好睡眠。

除此之外，此时的生活调理更为重要，如戒烟、减肥或维持正常体重、控制饮酒、减少盐的摄入、增加水果和蔬菜的摄入、加强体育锻炼等等。

当然，患者在接受非药物治疗的同时，要密切监测血压；当血压不能得到有效控制时，应及早开始药物治疗。

至于中、重度高血压的患者（收缩压在 160 ～ 179 毫米汞柱，舒张压在 100 ～ 109 毫米汞柱或更高），或轻度高血压但已合并心、脑、肾等器官损害者，则应及早服用降压药。

一目了然，**制出你的血压表**

绝大部分人，不管是医护人员，还是寻常百姓，测血压都是一次搞定。

除非测出来的血压值高得离奇，或是低得说不过去，不然都不会进行第二次测量。

这种"一锤定音"的血压测量方法，可能会得到一个和实际血压偏差很大的数值。

学过物理的人都知道，每次测量，都会有误差，因此，要想减少误差，得出更为准确的数值，就要进行多次测量，取其平均值。

测血压，要取平均值

量血压也是测量的一种，要想得到正确的血压值，就要运用物理学知识，多次测量取均值。

正确的做法是：选固定一侧的手臂，每次量 2~3 次血压，每次间隔约 1 分钟，然后取血压值的平均数。

如实记录数值，不要偏好"0"

130/80 毫米汞柱、120/70 毫米汞柱、150/90 毫米汞柱……

患者的病历上（或是自己的血压记录本），几乎都是以"0"结尾的血压值，甚少出现以"2""4""6""8"等其他数字结尾的数值。

这种喜欢"四舍五入"的血压值记录法，怎能反映患者真实的血压情况?

比方说,一个 138/86 毫米汞柱的血压,如果被记录成 140/90 毫米汞柱,那就成了高血压;但如果如实记录,这个血压值就属于正常值范围,患者最终很可能就不会被归类为高血压患者。

血压记录不准确,如何判断患者的诊治是否合理,医生又如何能给出有效的治疗方案?

因此,无论患者还是医生,都应该把测出的血压值如实记录下来。

理论上讲,血压值尾数出现"0"的机会,和"2""4""6""8"等其他数字出现的机会大致是一样的。大家不妨检查一下自己的血压记录情况,如果不是这样,就要改改对"0"偏好的习惯了。

制出你的血压表

日 / 月	6—9 点				18—21 点			
	第一次	第二次	第三次	平均值	第一次	第二次	第三次	平均值
/								
/								
/								
/								
/								
/								
/								

高血压的**复查日程表**

高血压患者经医生诊治后,在一定时间内按医嘱服药,通常可以把血压控制在满意水平,患者此时按时服药即可。

这本是一件很好的事情,但新的问题是,在医生为他们调好降压药物后,很多患者就会一直服用那些药物。没药就到简易门诊随便找个医生开药,而不再到心血管专科医生那里复查了。

等到出现了急性心肌梗死、脑中风等情况时,还莫名其妙、一脸不解地想着为什么?

殊不知,随着病情的发展,有些药物早该调整剂量,甚至更换了。

到专科复查,很重要

高血压患者定期到专科医生那里复查,非常很有必要,原因有三。

1.通过复查,医生可以知道患者近期的血压情况,明确目前的用药对该患者是"不足"还是"过量",又或者是刚刚好,并斟酌是否需要调整药物的剂量和类型。

2.其次,有些降压药会导致患者出现头痛、下肢水肿、皮肤瘙痒、心跳加快等不适。这些情况,在复查时,医生就可以有针对性地处理。

3.定期复查,医生会根据患者身体的变化情况,决定是否需要增减、更换药物。

例如，原来没有糖尿病的患者，在复查时发现患有糖尿病了，医生就要把血压降得更低，还要特别选择能够保护血管的降压药，因为糖尿病患者的血管"很容易受伤"。再比如，有些患者随着疾病的发展，可能出现肾脏的损害，这时医生就要把所有的药物，都改为能减轻肾脏损害的，或者至少不损伤肾脏的种类。

多久复查一次

总之，身体的情况是时刻改变的，所以治疗疾病的药物不可能一成不变。这就是高血压患者即使血压稳定，仍需定期到专科医生那里复查的主要原因。

一般来说，初诊高血压的患者，在全面检查，开始用药以后，需要每周到专科医生那里复查，以明确降压的效果。

血压下降至正常水平，并且保持平稳后，患者应该每1～3个月到专科医生那里复查一次，随后可以每隔半年复查1次。

血压波动明显者，应该每个月到专科医生那里复查1次，以调整药物达到最佳的降压效果。

这些检查，不能不做

复查不是坐在那里量量血压那么简单。复查时，医生可能根据患者当时的具体情况，为其选择以下的各种检查。

心电图：心电图可以了解患者有无心肌肥厚、缺血的情况，了解患者有无心律失常。

胸片：X线胸片检查可以了解有无心脏扩大、主动脉硬化的情况。

24小时动态血压：可以了解24小时，尤其是夜间的血压情况。

肝肾功能、血尿酸、血脂的检查：这些抽血化验项目，明确结果以后,有利于医生调整降压药物,同时保护重要的心、脑、肾等器官。

小 知 识

高血压病,验血查什么

问:我得高血压有一年多了,按时吃药、按时复查。每次复查时,医生都要我去查血,查完了就说没事了。请问这样每次都抽血,有没有必要?

答:很多高血压患者自认身体无大碍,且以为只要"看住"血压就行,因而不愿意抽血化验。也有的患者,多次验血的结果都甚好,由此认为血液检查对高血压病来讲根本不必要。

其实,血液生化检查对于发现危险因素、观察药物不良反应,以及选择药物等很多方面都十分重要。

例如血糖、血脂、血尿酸等项目的检查,可以监测是否存在心血管病的危险因素;肝肾功能的检查,则有利于医生根据患者的情况选择降压药物,以及了解长期服用的降压药物对患者的肝肾功能有无影响。所以,定期查血是必不可少的。

忽略夜间血压，**难防脑中风**

在医院里，常能看到一些脑中风患者，他们的门诊病历上，记录的多次血压值都是正常的。

血压既然正常，为何他们还会发生脑中风？

其中一个重要原因就是，门诊病历记录的几乎都是他们白天的血压情况（一般都是白天看病）。

那么，这些患者夜晚的血压如何？

判断一个患者的血压控制得好不好，不光要看其白天的血压情况，还得看大家忽视的一个时间段——夜间的血压。

家庭测压，其实还不够

其实，不仅仅夜间血压是血压的盲区。

在诊治高血压患者时，大多数医生也只看到患者某几天、某几次的血压测量值。可以说，除了那几个点以外的血压情况，医生和患者往往都不太清楚。

因此，诊室血压值和家庭自测血压值也不能全面反映患者的血压状况。要想全面了解患者的血压状况，还得给患者进行 24 小时动态血压监测。

初诊高血压和血压控制不理想的患者，尤其有必要进行 24 小时动态血压监测。

24小时动态血压监测，**优点多多**

正常人的血压有白天较高、夜晚较低的规律,但很多老年患者血压昼高夜低的节律消失了。也就是说,他们的夜间血压相对升高了。

因此,即使患者白天的血压很正常,这并不代表他夜间的血压情况一样理想。

戴个小机器,随时量血压

24 小时动态血压监测其实是一项很简单的检查,患者只需佩戴一个小小的动态血压记录仪。该仪器每间隔一定的时间(半小时或 1小时),就会自动为患者测 1 次血压并记录,如此持续 24 小时。

医生可由此了解患者 24 小时的血压情况,知道患者在哪个时间段血压最高,最高的数值是多少,知道患者血压的昼夜变化规律,并据此选择适合患者的治疗药物,或调整药物的剂量以及给药时间。

五大优点,指导治疗

24 小时动态血压,有着我们平时偶测的血压所不能比拟的优点。

1. 有更多的血压数据,反映血压在全天内的变化规律。这可提高医生对早期无症状的轻度高血压,或临界高血压患者的检出率,使患者能得到及时治疗。

2. 不仅可以指导医生进行药物治疗,而且在许多情况下可用来检测药物的治疗效果。

3. 即使是血压已经控制稳定的患者,动态血压监测也是需要做的。因为它可以协助医生判断高血压患者有无靶器官（易受高血压损害的器官，如心、脑、肾等）的损害。

一般来说，心肌肥厚、眼底动脉血管病变或肾功能改变等靶器官损害的患者，血压的昼夜差距会变小。

4. 可以预测一天内心脑血管疾病突然发作的时间。在凌晨血压突然升高者，最易发生心脑血管疾病。如果发现夜间血压增高，须将服药时间加以调整（如将晨起服药改为下午服药），或者采用长效、控释型和缓释型降压药物为宜，以便控制夜间高血压。

5. 可以让医生了解患者昼夜之间最低的血压数值，避免出现降压过度的情况。

总之，24 小时动态血压监测不仅是初诊高血压患者必须做的检查之一，更是医生判断治疗效果的重要检查。只有掌握了患者的血压规律，医生才能针对病情合理用药，有效地控制血压，并降低突发事件的发生概率。

根据血压规律，调整用药时间

高血压患者服用降压药的时间，应当根据他们一天中血压的变化规律来决定。

▶ 这些人，清晨服药

多数患者的血压在上午 6—10 时和下午 4—6 时较高，夜间睡眠时血压可下降 10%~20%，为一天中最低。这种患者，应当在清晨起床后服药（α 受体阻滞剂类降压药除外），这样既可以降低白天相对较高的血压，又可以避免发生夜间低血压。

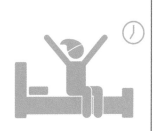

▶ 夜间血压高，下午服药

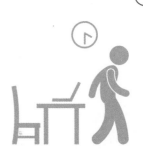

有些患者的血压在白天与夜间都较高，或者夜间血压下降小于10%，这种血压持续较高的情况，对脑、心、肾的损害更大，应当把降压药推迟到下午服用。如果是服用两种以上的降压药，可以将一种药放在下午服，以利保护脑、心、肾等脏器。

▶ 血压忽高忽低，视情况调整

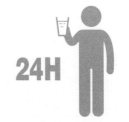

有些患者一天中血压忽高忽低，波动较大，可以在医生指导下，根据24小时动态血压检测的结果，调整用药。

当然，各种抗高血压药的药理作用都有差异，此外，目前临床更推荐选择一日服一次的长效抗高血压药物（缓释片或长效制剂）。所以，每个人都应该和医生沟通，根据个人的情况选择最适合自己的方案。

左室肥厚，
早治为好

高血压患者,在进行心电图或者心脏彩超检查时,不少能看到"左室肥厚""左心室增大""符合高血压性心脏病改变"等诊断结果。其实,这几个说法,指的都是"左室肥厚"。

那么,左室肥厚是个什么概念,问题大吗?

聪明复查，少些意外

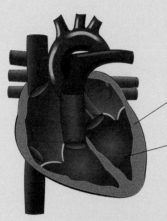

心肌

左心室

正常心脏

心脏彩超的检查上面有"左心室增大、符合高血压性心脏病改变"的字样

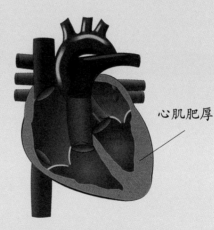

心肌肥厚

高血压所致的心脏改变

总的来说,左室肥厚就是高血压长期没有得到正确处理的后果。

有研究表明,轻度高血压患者如不经治疗,7 ~ 10 年后可有 50% 的患者发生左室肥厚、视网膜病变、脑血管病变及心脏、肾脏的功能障碍。

高血压造成的心脏损害

左室肥厚是怎么引起的呢?

首先,我们要知道,所谓的"左室",指的就是心脏的左心室。

心脏的左心室连接着主动脉,主管着"泵血"到心、脑、肾等重要脏器的功能。当人体血压增高了,心脏作为"泵血器官",面对的压力大了,为了维护供血,保证人体的正常生理活动,就得"加大马力"工作。

就好比大力士们举哑铃练臂力,持之以恒就能练出鼓鼓的上臂肌(肱三头肌)。左心室作为心脏最重要的"泵血站",日久天长对抗着高压,必然就会逐渐发生左室肥厚。

过去曾认为,左室肥厚是机体的一种代偿机制,有利于增加心脏的收缩能力以克服外周阻力,满足机体的供氧需求。

心室肥厚,久会心衰

不过,最新的研究已证实,左室肥厚对人体绝对是弊大于利。

因为心肌肥厚后,为心肌供血的毛细血管并未增加,而心室壁的张力增加,心肌的耗氧量增加,导致原已缺血的心肌缺氧更为严重,并影响心脏功能。

其次,由于长期的高血压,必将促进冠状动脉粥样硬化的发生和发展,引起冠状动脉供血不足和心肌代谢障碍。

随着病情的进一步发展,肥厚的左室逐渐扩张,最后失去了代偿功能,收缩功能会逐渐下降,不能有效泵血,这时患者就会出现心力衰竭的一系列症状,如活动后气促、心悸,有些患者静坐时也感到气促、心悸,以至夜间气憋、不能平卧等。这就形成了所谓的"高血压性心脏病"。

近年一项大规模临床试验显示,在高血压的治疗过程中,左室肥厚的减轻提示预后改善。在 9000 多例患者中,心电图显示的左室肥厚程度越轻,其患脑中风、心肌梗死及心血管瘤死亡率也越低。

可见,左室肥厚的患者应该接受强化治疗,以消除或逆转肥厚。

药物,能逆转肥厚

首先应强调的是,高血压左室肥厚是可以通过治疗获得逆转(也就是消除、改善)的,关键是及时、有效地控制高血压。

目前认为,血管紧张素转换酶抑制剂(ACEI)、血管紧张素 II 受体拮抗剂(ARB)和长效钙通道阻滞剂(CCB)这三类降压药,其对逆转左室肥厚的作用,都强于 β 受体阻滞剂、利尿剂或 α 受体阻滞剂。研究还证明,当 ACEI、CCB 以小剂量联合应用时,其效果更为优越。

持之以恒,至少一年才见效

不过,应指出的是,改善动脉结构、降低动脉粥样硬化程度、逆转左室肥厚是需要较长时间的。

大型临床试验显示,多数患者在血压降至正常最低水平后一年,左室肥厚才开始逐渐逆转。因此,患者应坚定信心,保持健康的生活方式,避免和消除各种影响血压的不利因素,并坚持药物治疗,定期复查。

突发情况，**这样处理**

　　高血压患者，多是中老年人，由于自身可能同时患有多种其他疾病，因此，患者在日常生活中，还可能出现各种突发情况。

　　当然，不同的突发情况，处理也不尽相同。

排尿时晕厥

　　冬春季节，高血压患者（尤其是男性患者），如果长时间憋尿，就很容易突然发生"排尿性晕厥"。具体表现为：患者常在清晨、夜间或午睡后起床排尿时，突然猝倒。

　　因为憋尿会使交感神经兴奋，导致血压升高、心跳加快、心肌耗氧量增加；同时，长时间憋尿后突然用力排尿，又会使迷走神经变得过度兴奋，血管扩张，血压降低、心率减慢导致脑供血不足，从而诱发排尿性晕厥。

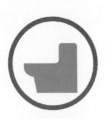  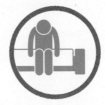 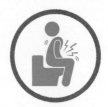

使用坐便器　　　睡前少饮水　　　起身坐一会　　　排尿慢慢来

排尿晕厥的预防措施

处理建议：当患者感觉头晕眼花、双腿酸软无力时，就要立即坐下或蹲下，并向家人求助。

如果患者已发生晕厥，由于无法排除是否发生脑中风等紧急情况，因此，即便患者很快醒来，家属还是要把患者及时送医院诊治。

预防措施：

1. 家中最好使用坐便器。

2. 睡前尽量少饮水，以防止膀胱过于膨胀。

3. 夜间起床如厕时，先慢慢起身静坐一会儿，下床后站一会儿再走动，给血管一定的调节时间。

4. 排尿时，要呼吸平和、速度减慢，不要过度憋气。

血压突升

当患者在家测血压时，发现血压较平时突然升高了，此时怎么办，该不该自己加药？

其实，家庭测压时，如果血压升高，一般先要区分是以下哪种情况：

▶ **第一种：血压只是升高一点**

收缩压（即俗称的"高压"）小于 160 毫米汞柱。

处理建议：不必紧张，可以再多监测血压几天，看看是否还是如此。

如若血压几天来一直都维持在这个较高的水平，则应该到医院找心血管专科医生看病、调整用药。

▶ **第二种：血压升高比较多**

收缩压达到 170 或 180 毫米汞柱。

处理建议：马上口服一粒短效的降压药，如尼群地平、心痛定、倍他乐克、卡托普利等。

目前，很多患者(尤其是城镇居民)，平时服用的都是长效降压药。顾名思义，长效降压药是起效比较慢，但"管"血压的时间比较长，因此，它并不适用于突发高血压的急救。

而在此时，短效的降压药才是急救药，患者在服用这类药后半小时至一小时，血压就能能迅速降低，在一定程度上，就能预防心脑血管事件的发生。

特别提醒：为安全起见，高血压患者家里一定要常备一些短效降压药，如心痛定，卡托普利、尼群地平等。

这些情况，马上到医院

高血压患者，一旦出现以下症状，很可能提示出现了严重的心、脑、肾等重要器官的病变，此时要赶紧到医院检查就诊，不能抱有一丝侥幸心理。

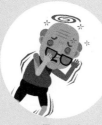

头晕、眼花

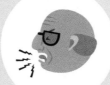

说话不利索，舌头
转不过来

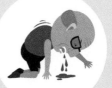

喝水呛咳

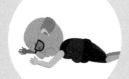

走路突然踉跄

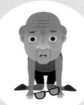

眼前发黑，看东西
有重影

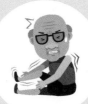

一侧手脚突然发软，
拿不住笔或筷子

口角歪斜，流口水

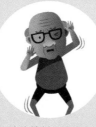

一阵阵针刺般的头痛

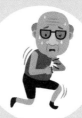

突发胸前发闷

家庭医生 医学科普丛书

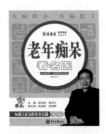

《老年痴呆看名医》

主编简介：

姚志彬，中山大学中山医学院教授，博士研究生导师，广东省医学会会长。 **陆正齐，**中山大学附属第三医院神经内科教授，博士研究生导师。

内容简介：

阿尔茨海默症是老年人痴呆的重要原因，它不是正常的老化，而是一种疾病！它不仅夺走患者的记忆，也可能让他们丧失思考、行为能力，为家庭带来困境。本书将告诉您如何尽早发现老年痴呆的苗头，并积极处理；告诉您如何科学爱护大脑，让它更年轻。同时也为有老年痴呆患者的家庭提供具体可行的日常照护指引。

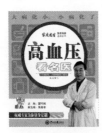

《高血压看名医》

主编简介：

董吁钢，中山大学附属第一医院心血管医学部主任、教授、博士研究生导师，广东省医学会心血管病分会高血压学组组长。

内容简介：

我国的血压控制率只有 6.1%，高血压病人中约 75% 的人吃了降压药，血压还是没有达标。吃药为啥不管用？血压高点有啥可怕？为何要严格控制血压？顽固的高血压如何轻松降下来？防治高血压的并发症有何妙招？⋯⋯以上种种疑问，在这本书里，都能找到你看得懂的答案。

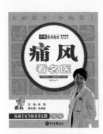

《痛风看名医》

主编简介：

张晓，广东省人民医院风湿科行政主任，中国医师协会风湿免疫科医师分会副会长，广东省医师协会风湿免疫分会主任委员，广东省医学会风湿免疫分会副主任委员。

内容简介：

得了痛风，便再也摆脱不了随时发作的剧痛？再也离不开药罐子的生活？再也无缘天下美味，只能索然无味地过日子？⋯⋯专家将带给你关于痛风这个古老疾病的全新认识：尿酸是可以降的，痛是不需要忍的，而美食同样是不可辜负的。本书以图文并茂的方式，给痛风及高尿酸血症患者一份医疗、饮食、运动、行为全方位生活管理指导。

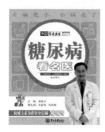

主编简介:

翁建平, 中山大学附属第三医院教授,博士研究生导师,内分泌科首席专家,现任中华医学会糖尿病学分会主任委员。

内容简介:

怎样知道自己是否属于糖尿病危险人物? 患了糖尿病如何通过饮食方式的调整、行为方式的改变以及药物治疗来稳定血糖? 如何有效地与医生沟通……本书以通俗易懂的语言、图文并茂的方式,全面介绍糖尿病的病因、相关检查、治疗手段及高效就医途径,给糖尿病患者一份医、食、动、行的全方位生活管理指导。

《糖尿病看名医》

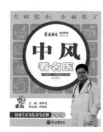

主编简介:

胡学强, 中山大学附属第三医院神经病学科前主任,教授,博士研究生导师,广东省中西医结合学会脑心同治专业委员会主任委员。

内容简介:

中风又称脑卒中。中风先兆如何识别? 中风或疑似中风,要做哪些相关检查和治疗? 中风救治一刻千金,其诊治的标准流程是怎样的? 如何调整生活方式,防患于未然? ……本书以通俗易懂的语言,全面介绍了中风的病因、相关检查、治疗手段及高效就医途径,不失为读者的一份权威指南。

《中风看名医》

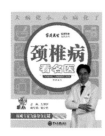

主编简介:

王楚怀, 中山大学附属第一医院康复科教授,博士研究生导师,中国康复医学会颈椎病专业委员会副主任委员。

内容简介:

颈椎病是日常生活中的常见病、多发病。其类型多样,表现百变。颈椎长骨刺 = 颈椎病? 得了颈椎病,最终都会瘫? 反复落枕是何因? 颈椎病为何易复发? 颈椎病,如何选枕头? "米"字操,真的有用吗? ……本书以通俗易懂的语言、图文并茂的形式,深入浅出地介绍了颈椎病的来龙去脉,让读者在轻松阅读之余,学会颈椎病的防治之法。

《颈椎病看名医》

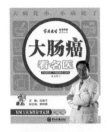

《大肠癌看名医》

主编简介：

汪建平，中山大学附属第六医院结直肠外科主任，中华医学会理事，广东省医学会副会长，广东省医师协会副会长。

内容简介：

大肠是健康的"晴雨表"，很容易随身体状况的变化而发生问题，而人们最易忽视细微的身体变化，如最常见的便秘和腹泻，这其中可能隐藏着重大疾病，比如逐年高发的大肠癌。本书最重要的目的，是要带给读者一个忠告：是时候关心一下你的肠道了。关注自己的肠道，会带来无比珍贵的健康。

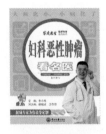

《妇科恶性肿瘤看名医》

主编简介：

李小毛，中山大学附属第三医院妇产科主任兼妇科主任，教授，博士研究生导师，妇产科学术带头人。

内容简介：

为什么会患上妇科恶性肿瘤？早期如何发现？做哪些检查能尽快、准确知晓病情？选哪种治疗方案？出院后，身体的不适如何改善？……本书以通俗的语言、图文结合的方式，介绍宫颈癌、子宫内膜癌、卵巢癌的病因、相关检查、治疗、高效就医途径等，是患者及其家属贴心、权威的诊疗指南。

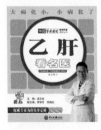

《乙肝看名医》

主编简介：

高志良，中山大学附属第三医院肝病医院副院长，感染性疾病科主任，教授，博士研究生导师，广东省医学会感染病学分会主任委员。

内容简介：

本书由著名肝病专家高志良教授主编，聚焦乙肝话题，进行深度剖析：和乙肝病毒感染者进餐会传染乙肝吗？肝功能正常需不需要治疗？乙肝患者终生不能停药吗？乙肝妈妈如何生下健康宝宝？患者与医生之间如何高效沟通？……想知道答案吗？请看本书！

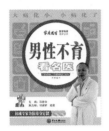

主编简介:

邓春华,中山大学附属第一医院泌尿外科教授,博士研究生导师,中华医学会男科学分会候任主任委员。

内容简介:

二孩政策全面放开,孕育话题再次被引爆。然而,大量不育男性却深陷痛苦之中。不育男性如何通过生活方式的调整走出困境?医生如何借助"药丸子""捉精子""动刀子"等手段,让患者"绝处逢生"?患者与男科医生之间如何高效沟通?……本书语言通俗易懂,不失为男性不育患者走出困境的一份权威指南。

《男性不育看名医》

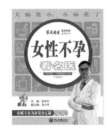

主编简介:

张建平,中山大学孙逸仙纪念医院妇产科教授,博士研究生导师,学术带头人,中华妇产科学会妊娠期高血压疾病学组副组长。

内容简介:

不孕不育,一种特殊的健康缺陷。不孕女性需要做哪些相关检查和治疗?如何通过生活方式的调整走出困境?不孕女患者的诊治有怎样的流程?试管婴儿能解决所有的问题吗?……本书以通俗易懂的语言,全面介绍了女性不孕的病因、相关检查、治疗手段及高效就医途径,不失为女性不孕患者走出困境的一份权威指南。

《女性不孕看名医》

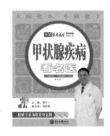

主编简介:

蒋宁一,中山大学孙逸仙纪念医院核医学科主任医师,教授,博士研究生导师,中华医学会核医学分会治疗学组组长。

内容简介:

当今生活压力大,节奏紧张,甲状腺疾病的发病率有上升趋势。甲状腺最常生哪些病?生病的甲状腺该如何治?……本书以通俗易懂的语言、生动活泼的图片聚焦甲状腺疾病,向广大读者介绍甲状腺的生理功能及其常见病的防治知识。患者最关心、最常见、最具代表性的疑问都能从本书得到解答。

《甲状腺疾病看名医》

终于等到你，
小编已恭候多时！

扫二维码

书里装不下的话题，
我们在这里告诉你。